U0006975

餐桌上的77個

料理常識

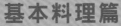

上

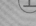

基本料理篇

詳解常用肉類部位、切法、溫度和調味時機，
看懂食譜、各國食材、料理特色與潮流

《la main》雜誌編輯部——著

黃薇之——譯

目錄　CONTENTS

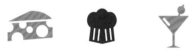

本書食譜單位說明

t（小匙）、T（大匙）、g（克）、kg（公斤）、
ml（毫升）、L（公升）、mm（公釐）、cm（公分）

鮮味的祕密

所謂的鮮味，就是我們在鰻魚高湯中品嘗到，或是將昆布、柴魚片、番茄等放入口中，慢慢咀嚼吞下後，所感受到類似的餘韻，它不是甜味、鹹味、酸味或苦味，而是縈繞在舌頭上的味道。我們會說：吃了食物後，心裡覺得暖呼呼的味道；讓人心情愉悅的味道；吃完後不自覺浮現笑容的味道等來形容，而鮮味就是最適合這些形容詞的一種味道。

人類出生後最先攝取的味道是什麼呢？就是鮮味。新生兒一出生後，就會被餵哺母乳，母乳中含有大量的麩胺酸（牛奶含量的十倍以上）。麩胺酸是釋放鮮味的代表性成分，為一種能形成蛋白質的胺基酸；蛋白質則是形成人體與生物細胞的主要成分，也能從人體中產生。人體中大約含有二％的麩胺酸，假設一個體重五十公斤的人，就有約一公斤的麩胺酸。這麼說來，應該就能理解為何新生兒會從母乳中感受到鮮味了。我們的味覺其實相當保守，會一再尋找曾品嘗過的味道，或是持續吃熟悉的味道，也因此才會覺得熟悉的鮮味非常美味吧？

西元一九〇八年，日本的池田菊苗博士成功地在昆布中萃取出麩胺酸，將這個味道命名為「旨味」，並昭告天下。能提出料理鮮味的材料，會因國家和地區而有不同的差異，亞洲地區自古以來，就會使用黃豆、魚貝類或海藻等獨特的食材；歐洲地區則會將含有大量鮮味的食材，像是牛肉、豬肉、起司、番茄等，當成調味料使用。

此外，傳統的調味料中，如將肉類或海鮮、穀物或豆類發酵而成的發酵調味料等，平常使用時不會特別注意的食材中，也有不少帶有鮮味。觀察全世界對於鮮味的反應，可以確定這是人類特別偏好的味道，和甘味、油脂一樣廣被接受。

對於鮮味的喜愛具有先天偏好的特性，與其相反的是伴隨著嗅覺的風味，其喜好乃是後天，而且有強烈的地區性特色，與飲食文化有密切關係。這是因為吃下食物之前，風味及從視覺上得到的情報，會大幅影響對食物喜好的判斷，因此不符合飲食文化的風味，就不容易被接受。某個國家的高湯，會使用該地區的材料熬煮而成，因此喜歡那種高湯，就等於是熟悉且接受該食材的風味。舉例來說，剛開始接觸柴魚高湯的韓國人，從其反應來看，由於不熟悉柴魚片的煙燻味與甜中帶苦的風味，喜好度便沒那麼高。不過，隨著愈來愈常接觸日本料理後，對於這種風味變得熟悉，與喜好度相連後，就被認定成喜歡的味道了。

鮮味的成分除了會刺激味覺，讓人覺得食物美味，還能促進唾液分泌，幫助咀嚼、讓食物安全地被吞嚥，並促進分泌有助胃臟活性化的胃液，幫助食物消化吸收。最後還能促進黏液分泌，保護消化道。我們很常聽到這種說法，吃飯時如果有湯的

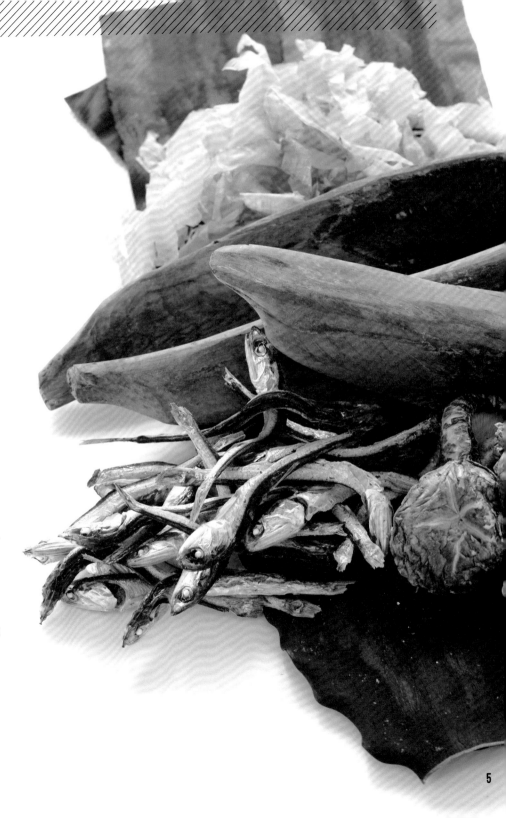

話，就能快速地將飯吞嚥下去，雖然是因為和水分一起攝取，就比較容易吞嚥，但從根本上來看，也是因為消化液的分泌增加，才促進了消化吸收。此外，從情感面來看，品嘗美食這件事，便能發揮消除壓力的作用，所以我們能以一顆愉悅的心來吃飯。

　　廣泛活用含有鮮味的食材，不只在味覺上是種享受，還有許多對健康有益的重要元素。從料理人的立場來看，增加鮮味後，就算稍微將鹹味減少，反而會讓餐點變得更美味。使用兩種以上的材料，會讓鮮味更加濃郁，如果想適當增加鮮味的強度，請記得減少鹽分的使用，並試著活用味覺所傳遞的訊息。

By 金正般
（培花女子大學傳統料理科教授）

計量法

>>> 如果想依照食譜做料理，就要遵守計量法喔

撰寫食譜或照著食譜來做菜時，
關於各種材料分量的掌握，計量格外重要。
準確的計量，能讓所有人都做出最接近食譜且一致的味道。
現在就一起了解正確的計量法。

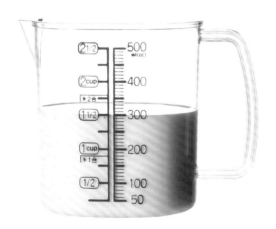

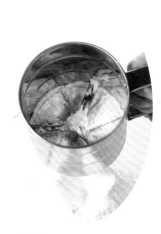

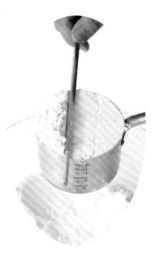

液體

量杯主要用來計量牛奶、油脂、水等液體。使用時需注意，要將量杯放在水平的桌面上，視線落在量杯的正面，才能準確地計量。

粉末

計量麵粉等粉末狀材料時，要先過篩一次再計量，使粉末沒有結塊，才能維持計量的準確。

過篩後，不要按壓粉末或搖動，盛裝時可稍微尖起，再將上方抹平後計量。

量杯

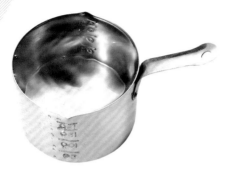

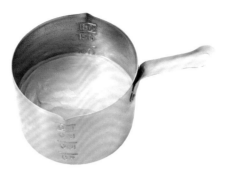

液體
放在平面處並依刻度來盛裝，
或裝至將滿的程度後計量。

固體
將奶油放置室溫下變軟後，將
上方壓平再盛裝計量。

量匙

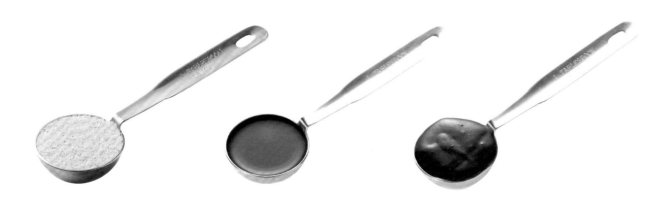

粉末
將量匙裝至稍微尖起，再將表面
抹平後計量。

液體
將液體裝滿至量匙的頂端，再進
行計量。

有濃度的液體
用量匙盛裝有濃度的液體時，上端凸
起處要略微凹陷，再進行計量。

肉類基礎知識
>>> 雞、牛、豬及其他肉類

大約從九千年前開始，肉類就出現在人類的餐桌上，無論是青蛙後腿肉或豬五花肉。所謂的肉類，是指能夠食用的動物組織。過去肉類是獲取蛋白質與鐵質的來源，而當今這個營養過剩的時代，則是將肉類作為美食來追求，並且有逐漸擴大的趨勢。包含人類最常拿來料理與食用的雞肉、牛肉、豬肉等，一起來看看各種食用肉吧。

牛

牛是家畜類動物中，體積最大的一種。每個國家各有不同的原生品種，偏好的部位與烹調方式也很多樣。有些國家還會食用犢牛（Veal，斷奶前的小牛），顏色比一般牛肉淡，肉質柔嫩、有豐富的肉汁。

豬

世界上消費最多的肉類，還可加工製成香腸或火腿等，種類非常多樣。

羊

歐洲大部分羊的品種都是為了生產羊毛而飼養，相對來說，專門當成食用肉的品種較為稀少。通常以一年七個月為基準，小於此的稱作羔羊肉（Lamb），老羊肉則稱作 Mutton。

家禽類

一般來說，年齡與體型愈大的家禽，味道就會愈重。較常食用的有雞、火雞、鴨、鵝、鵪鶉、雉雞、鴿子等。

野生動物

只要一到秋天打獵的季節，就能在歐洲的餐廳，吃到野鴨、兔子、雉雞、鹿、野豬、水牛、竹雞等。雖然是野生動物，但有些也會在農場中飼養。

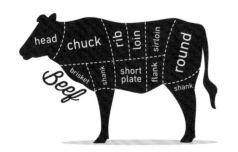
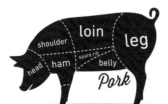
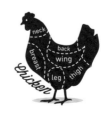
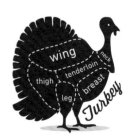

讓肉變得軟嫩

透過調理，讓堅韌的肉變得軟嫩、味道更好和容易消化，這個過程稱為「軟化」。

物理性的方法
將肉均勻敲打或劃上刀紋，使其變柔軟；也有切得非常薄、再煮熟的方式；或者使用填肥肉餡（Larding）的方法，將油脂塊（即肥肉）塞入。

肉質軟化劑
梨子、鳳梨、奇異果、無花果、生薑等植物的蛋白質消化酵素，能使肉質變軟。可以將它們切碎後放入醬料中，或是進行醃漬。

浸泡鹽水
將肉類泡入濃度三至六％的鹽水中，蛋白質肌細胞吸收水分後，重量約會增加一〇％，吸了水分的肉在烹調時，能改善原本因水分蒸發而變柴的現象。

撕開
一整塊的肉經長時間加熱後，再依紋理撕開。韓國的醬煮牛肉就是將堅韌牛肉撕開、讓口感變軟的代表性撕式料理法。美國的 BBQ 也是將一整塊肉烤過後撕開，再淋上肉汁或醬汁，使其變得溼潤柔軟。

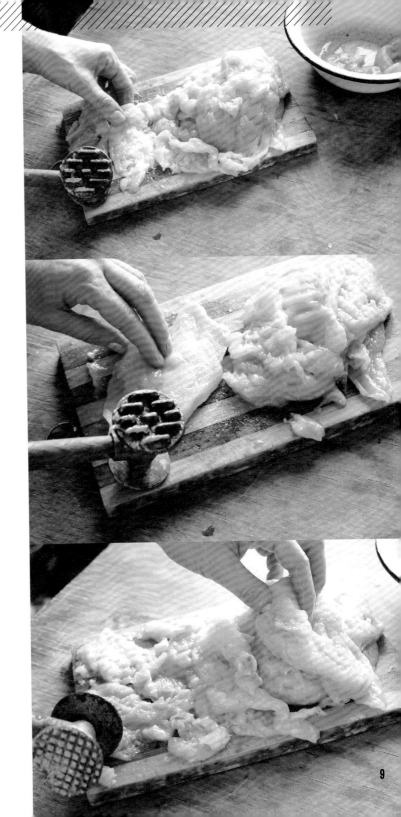

肉類高湯
>>> 高湯的角色

肉類高湯是指用肉熬煮出的湯汁，為世界通用的基本料理法。無論東、西方都會使用高湯，因為可以增添料理的鮮味，還能直接攝取熬煮出的營養成分。為了讓鮮味成分中的麩胺酸與其他成分結合，便需要長時間完全煮開；如果想縮短時間和費用，更簡便地呈現高湯的味道，不妨選購液態、粉末狀、塊狀等各種濃縮產品。

雞高湯（CHICKEN STOCK）

無論在哪個國家，雞高湯都是常用的基本高湯。與各種蔬菜、香草一起用低溫、長時間熬煮出的雞高湯，只要在料理中加入少許，就能呈現宜人的香氣與風味。也可將雞骨頭放入烤箱烤過後再使用，就會釋放出更多鮮味。

美極鮮雞汁
MAGGI® CONCENTRATED CHICKEN STOCK

想用雞肉煮出新鮮的雞高湯，需要花費許多時間與人力。烹調所有湯料理時，使用美極鮮雞汁，就能完全呈現原始材料的風味，製作出快速簡單又有濃郁味道的雞高湯。

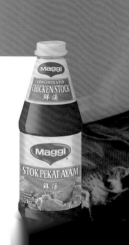

法式清湯（CONSOMMÉ）

法式清湯是法國料理中，絕對少不了的代表性菜式，為一種利用肉湯做成的湯品，將濃郁的高湯或肉汁清湯（Bouillon）過濾成清澈的湯汁。將蛋白打發後，與切成細絲的胡蘿蔔、洋蔥、芹菜拌勻，加入高湯中煮滾，最後過濾出來。由於蛋白能去除高湯中的雜質和腥味，會比肉汁清湯更加清澈與清爽。

通常會利用牛肉來熬煮高湯，也可使用雞肉或魚貝類。過濾後的法式清湯，用來製作其他湯品或醬汁，有助於提升風味。另外，也會使用烤過的肉，煮出顏色較深的湯。

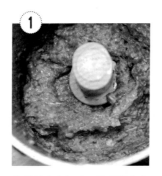

將蔬菜和肉切碎，全部放入食物調理機攪拌混合並絞碎。慢慢加入少許蛋白，讓材料混合得更均勻。請注意如果攪拌太久，會使材料溫度上升，而讓味道變質。

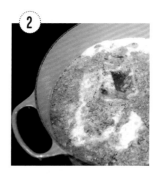

將 **1** 放入事先煮好的高湯中，並攪拌均勻，溫度要控制在50℃（蛋白會被煮熟的溫度）以下，才能取得清澈湯汁。為了讓溫度慢慢上升，必須使用小火，一旦開始煮沸，蛋白的凝結作用就會將所有雜質吸附成團。

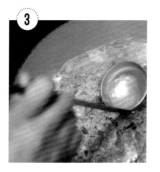

利用細篩或沾溼的乾淨棉布來過濾湯汁，此時，湯汁要一勺一勺地舀出，只取清澈的部分。品嘗前再用鹽調味。

雞蛋的煮法

>>> PERFECT BOILED EGGS

應該有不少人覺得，煮雞蛋這點小事對廚師來說，根本易如反掌。蛋料理的核心就是水煮蛋，這乃是基礎中的基礎。不過在打開蛋殼前，都無法知道裡面的狀況，老實說是頗有難度的烹調法。根據水煮時間的長短，雞蛋口感也會有天壤之別。以下整理了各種雞蛋的煮法，從蛋黃濃稠有如奶油般的口感，到軟綿鬆軟的口感，能享用到各種不同的滋味。

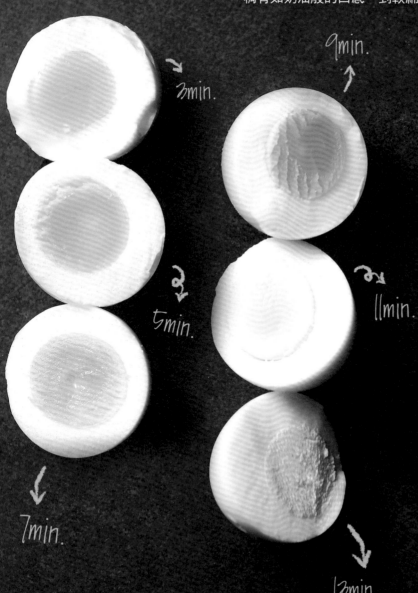

HOW TO BOILE EGG

Step 1
鍋中倒入足夠分量的水至蓋過雞蛋的高度，加入 1 匙的醋與少許鹽。

Step 2
放入雞蛋，在水中滾動約 4 分鐘，讓蛋黃移至中間的位置。

Step 3
當水開始沸騰時，開始一邊計時一邊烹煮。

Step 4
時間到了之後，馬上撈起，泡入冷水中冷卻。

Soft Boiled Egg / 3min.
蛋白沒有完全凝固，蛋黃為流動的狀態，能盡情享用柔軟香濃的味道。
With Food 班尼迪克蛋

Soft Boiled Egg / 5min.
蛋白稍微凝固，蛋黃從旁邊開始凝固。
With Food 泡麵

Soft Boiled Egg / 7min.
蛋白完全凝固，蛋黃為半熟狀態，能享用到蛋黃濃稠的口感。
With Food 半熟蛋

Soft Boiled Egg / 9min.
蛋黃已凝固八〇％，但裡側還留有少許水分，能品嘗到不乾澀的口感。
With Food 開放式雞蛋三明治

Hard Boiled Egg / 11min.
蛋黃大部分已凝固，可以切成漂亮的斷面，適合用來當成裝飾配料。
With Food 法式迷你點心（Canapés）

Hard Boiled Egg / 13min.
蛋黃完全凝固，呈現一定的顏色，再煮久一點的話就會變色。
With Food 醬煮雞蛋

手工義大利雞蛋麵條
>>> 材料扮演的角色

顏色為黃色，帶有香濃味道與柔軟口感的義大利麵生麵。基本材料是雞蛋、麵粉、橄欖油與牛奶。將所有材料混勻揉成麵團後，靜置於冰箱冷藏半天至一天。以下介紹各個材料的特色。

牛奶 Milk

為了供給麵團水分，因此會使用水或牛奶。牛奶和水相比，對身體較為有益。兩者只有極小的差異，如果不是味覺敏銳的人很難感受到。

橄欖油 Olive oil

加入橄欖油會使麵團更柔軟，加入少量的話，雖然聞不到橄欖油特有的香氣，但油脂會妨礙筋性生成，有助於順利揉開變得太硬且結實的麵團。

雞蛋 Egg

加入雞蛋和只加水的麵團比較，口感會變得更加柔軟。蛋黃能添風味，蛋白雖然可以調整酸度，但對味道不會有太大的影響。麵粉加水揉成麵團時，很容易產生筋性，如果加入太多蛋黃，便不易產生筋性。

麵粉 Flour

義大利麵麵團會使用所有種類的麵粉，根據喜好不同，使用的麵粉也會不同。乾麵條主要使用的是粗粒小麥粉，生麵則根據情況，也會使用粗粒小麥粉，通常只有麵團較硬的 Cavatelli 會使用。高筋麵粉的筋性比粗粒小麥粉少，做出來的麵團較柔軟。有時也會加入炒過的麵粉，顏色較深且味道更香。

處理雞肉
>>> DESTINY OF CHICKEN

雞肉會隨著不同的切法與處理方式，以及應用於各類料理中，而有不同的命運。像是切成大塊、連骨頭一起料理，或者仔細將肉剝下，做成看起來乾淨美觀的料理。以下將詳細介紹 JUNKSIK 餐廳的主廚任政植的 Roulade 法，以及最簡單的五等分法。

By 主廚任政植

● 5 PIECE CUT

雞胸肉連同雞翅膀的部位稱作 Supreme，通常會填餡做成料理或用來燒烤。雞腿排與雞腿相連的部位，用醬料調味後，適合燒烤或做紅酒燉雞（Coq au Vin）等燉煮料理。

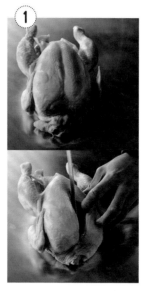

將整隻雞的雞胸肉部位朝上。以骨頭為中心，在身體中央劃上刀紋後，將骨頭和雞胸肉分離。

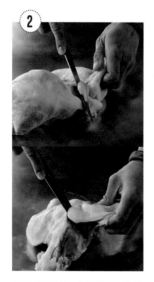

將雞隻翻面，把翅膀的關節部位折斷後，劃上刀紋使其完全分離，另外一側也用相同的方式來分離。

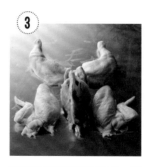

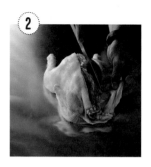

將雞腿排的關節折斷後，劃上刀紋將雞腿分離，另一側也用相同的方式處理。

● WHOLE CHICKEN ROULADE METHOD

捲成圓筒長條狀再烹調的方式稱為 Roulade 法。將一整隻雞完全捲起來，包含了將雞皮剝除乾淨、依部位將雞肉切開，以及將雞整個捲起來的方法。處理好的雞肉卷，用保鮮膜捲起後，放入真空保鮮袋中蒸熟，或是採用舒肥法（Sous Vide，真空低溫烹調法），長時間以低溫隔水加熱。也可以用料理細繩綁起來，整個拿來烹調。

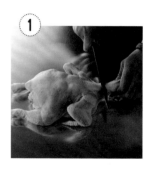

將雞脖子切下後，折斷翅膀的關節並切下。

將雞隻後背的中央劃上刀紋，一邊用刀尖輕刮雞皮，一邊剝除。

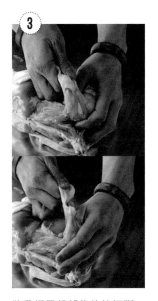

將雞翅弓起部位的筋切斷，並拉下雞皮剝除乾淨。

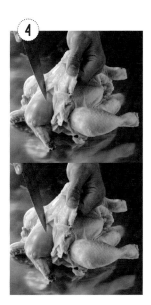

翻面，雞胸部位同樣一邊用刀尖輕刮雞皮，一邊剝除。

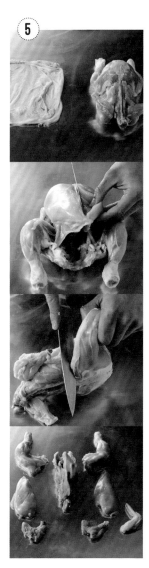

兩側的雞胸肉都剝下後，將雞腿排的關節折斷並切下。

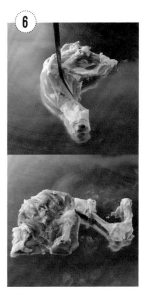

雞腿沿著骨頭的形狀劃上刀紋，將肉剝下後，切成長條狀。

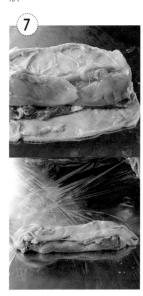

在剝好的雞皮上，放上雞腿肉與雞胸肉捲起。

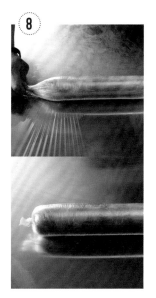

將雞肉用保鮮膜扎實包上數層後，兩側末端綁好固定。

豬內臟基礎知識

>>> OFFAL

出乎意料地，我們經常能在一些平易近人的地方享用到豬內臟。小吃店裡常見豬血做的血腸，以及水煮豬肝、豬胃、豬肺等。內臟部位會比精肉部位容易產生異味，由於其水分多且蛋白質組織腐敗速度快，料理時請注意要挑選新鮮的食材。

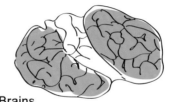

豬腦 Brains

幾乎沒有肌肉且非常柔軟，由於烹調時很容易散開，為了維持形狀，通常會先稍微汆燙，之後再以其他方法烹調。雖然口感不錯，但沒有特別的味道，建議可利用醬汁來調味，也很推薦做成炸物或湯的配料等能保留口感的烹調方式。

豬胃 Stomach

特色是有嚼勁且帶香氣。在烤豬雜店，豬胃通常也稱作「獚皮帽」。稍微汆燙後，可做成鍋物、涼拌、熱炒或白切等。

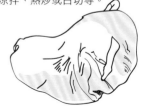

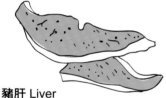

豬肝 Liver

豬肉中鐵質含量最高的部位，在韓國常用水煮或蒸熟的烹調方式，中國會做成熱炒料理，法國或歐洲國家則以絞碎後做成的肉醬（Pâté）最為常見。新鮮的豬肝也很適合烤來吃。豬肝如果煮太久，會完全沒有水分，影響食用口感，因此要特別注意熟度。

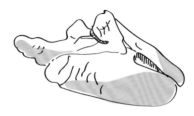

豬肺 Lungs

將豬內臟水煮是常見的吃法，豬肺也是一樣，先整塊水煮，再像白切肉一樣切來品嘗。而在內臟料理非常發達的中國，則會用來做成湯的配料或熱炒料理。由於口感不錯，水煮後冷卻做成冷盤也很適合。

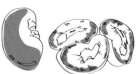

豬腎 Kindey

水煮後具有柔軟口感與風味，新鮮豬腎不會有豬肉特有的味道。像豬肉一樣，豬腎能用來做各種料理，可以切片後再燒烤；或切成大塊，採取熱炒、燉煮、清蒸等方式烹調。

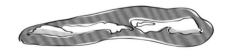

脾臟 Spleen

豬脾臟口感類似豬肝，和其他豬內臟部位一樣，歐洲國家會絞碎做成肉凍（Terrine）、肉醬或香腸內餡。此外，也很適合燒烤、蒸煮或燉煮料理。

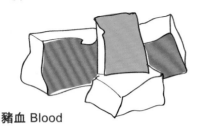

豬血 Blood

豬血是由豬的血液冷卻凝固而成。未凝固的新鮮豬血會用來製作韓式血腸，或是做成血腸（Blood Sausage）的內餡填充。不少國家會沾上麵衣來油炸，或是加入用內臟做的火鍋、湯品中享用。

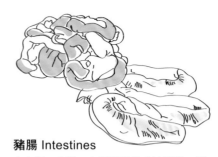

豬腸 Intestines

由小腸、大腸、大腸頭所組成的豬腸。亞洲國家很喜歡使用豬腸，像是湯料理、燒烤或熱炒類等，非常多樣。而會製作香腸的國家，則最常將豬腸當作腸衣使用。

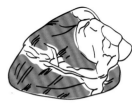

豬心 Heart

內臟中活動量最多的肌肉部位，幾乎沒有腥味。不過由於積血較多，料理前要充分去除血水，並仔細將堅韌的筋和肌肉組織清除乾淨。推薦可像白切肉一樣，水煮後再吃，或是整顆燒烤。

修整豬肋排

>>> TRIMMING PORK RIB

這裡介紹使用整塊豬肋排來做料理的處理法。將豬肋排部位中，與肩胛相連處直接修整，就能保留骨頭的形狀來燒烤。由於體積大且表面凹凸不平，適合以烤箱來烤。

By 主廚李在勳

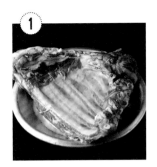

準備豬肋排中從肩胛到背部切下的部位，約有五塊骨頭相連就很足夠。

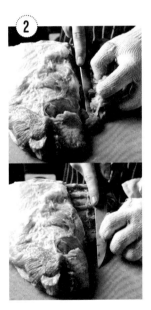

依照想要的骨頭長度劃上刀紋後，將附著於骨頭上的肉與旁邊的瘦肉切下。

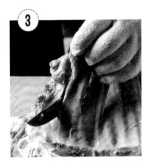

取下瘦肉，在肋骨之間劃刀紋，將筋膜切斷。

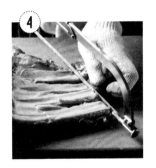

使用切骨頭專用的鋸子，預留可以手抓的長度，斜斜地切下，注意不要讓碎骨卡在肉裡。

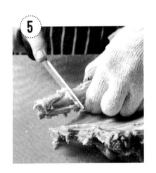

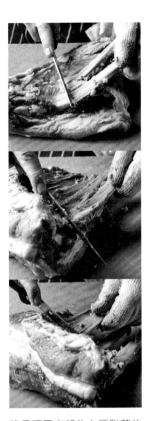

將骨頭露出部位上所附著的肉屑和筋膜去除乾淨。如果殘留肉屑或筋膜，燒烤時會顯得雜亂，一旦燒焦還會產生不好的味道。

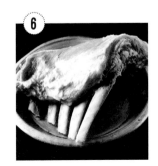

將骨頭都刮乾淨，燒烤用的肋排便處理完成。

豬肉各部位分解圖

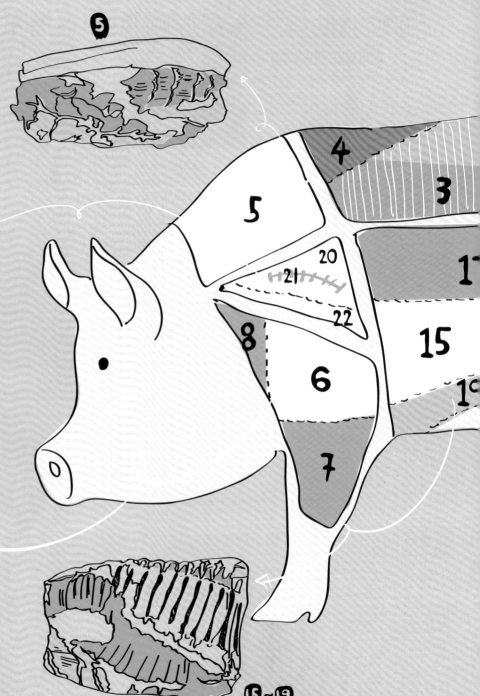

5

20～22

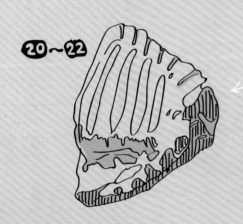

6～8

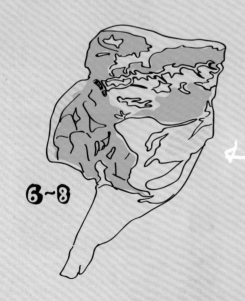

15～19

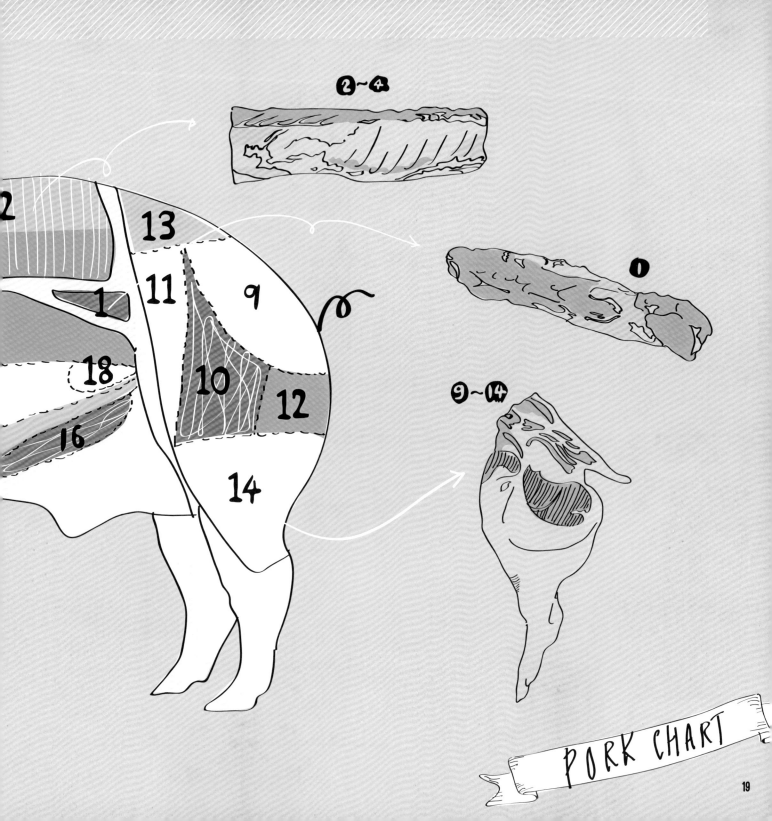

PORK CHART

豬肉各部位使用方法

腰內	腰內肉 ❶	位於腰骨內側唯一的肌肉，沒有脂肪層包覆，其肌肉也幾乎無脂肪，屬於高蛋白部位，一隻豬約有一公斤的分量。由於肌肉纖維方向一致，可用來做成炸豬排、糖醋肉、烤豬肉串等。
背脊	大里肌 ❷	沿著背脊形成的里肌部位，將其分切後整形而成。由運動量少的肌肉群組成，肉質軟嫩。一隻豬約有六·六公斤的分量。
	里肌心 ❸	只將背脊中央部位的部分切下，並整形成圓桶狀。肌肉纖維方向一致，容易調整大小和厚度，常用來做成排餐，或是肉類加工食品的原料。
	僧帽肌 ❹	覆蓋在背脊前側上方末端的部位，將其分切下來整形而成，也稱「二層肉」。一隻豬只有四百五十克左右的分量，兩面都有脂肪層，口感軟嫩。
肩胛	肩胛肉 ❺	位於背脊與頭部之間的部位。由於運動量多，肉的紋路較粗。一隻豬約有六·六公斤的分量，脂肪和瘦肉的比例適當，常會做成燒烤。
前腿	前腿肉 ❻	前腿部位將前腿腱肉分切下來所剩餘的部分。由於運動量多，肉的紋路較粗，主要當作火腿或香腸等肉類加工製品的原料。一隻豬約有八·四公斤的分量。
	前腿腱肉 ❼	為前腿部位中運動量最多、肉質紋路粗的部位。幾乎不含脂肪，大部分由蛋白質構成。需長時間烹煮的白切肉，或醬煮豬肉等較常使用。
	豬頸肉 ❽	連接頭部和脖子的豬頸肉，一隻豬約有六百克的分量。脂肪均勻分布於瘦肉之間，口感柔軟。
藏在前腿中的燒烤用部位	肩里脊	位於前腿部位中的背和肩下，肉質鮮紅，含鐵量高。保水度佳，加熱時水分散失少，肉質軟嫩，適合燒烤。
	胛心肉	位於前腿部位中，前胸一帶的肉，脂肪含量為四·四%，肉質有嚼勁且肉汁豐富，適合燒烤。
	肩小排	在前腿部位中，連接背和肩膀的肉，脂肪含量為六·九二%。保水度佳，加熱時水分散失少，烤來品嘗風味絕佳。
	肩胛里脊	位於前腿部位中，背和肩膀的下方位置。肉質嫩，烤起來柔軟且風味佳。
後腿	豬臀肉 ❾	豬後腿上構成大腿內層的部位。由於是豬隻坐下時會碰到地板的位置，肌肉要承受後腿的力量，肉質較為堅韌。一隻豬約有四·五公斤的分量，主要用作肉類製品的原料。

後腿	坐臀肉 ❿	後腿上外側大腿的部位，一隻豬約有四·六公斤的分量，肌肉纖維粗且肉質堅韌。
	後腿肉心 ⓫	後腿上包覆膝蓋骨和大腿骨的部位，將其分切後整形而成。為後腿中脂肪含量最少的地方，一隻豬約有兩公斤的分量。由於脂肪少，常用來煮湯或鍋物。
	腿庫 ⓬	位於後腿臀部內層的部位，是後腿中脂肪含量最多的地方，一隻豬約有一公斤的分量。為後腿中唯一會用來燒烤的部位。
	臀尖肉 ⓭	豬隻臀部的部位，在後腿中運動量最少，肌肉纖維柔軟。常用來做醬煮豬肉或雜菜等。
	後腿腱肉 ⓮	由後腿部位中運動量最多的肌肉所構成，是整隻豬肉質最堅韌的部位。一隻豬約有二·三公斤的分量，口感較韌，可用來做白切肉、醬煮豬肉或絞肉等。
腹脅肉	三層肉 ⓯	由三層相間的肌肉和脂肪所構成而得名。一隻豬約有十二公斤的分量，脂肪與瘦肉的比例適當，常用來燒烤，還可做成白切肉、培根等。
	橫膈膜肉 ⓰	附著於橫膈膜上的部位，橫膈膜也被稱為「肝連」，因此橫膈膜肉就是肝連肉。一隻豬約有三百至四百克的分量，因為稀少價值便高，主要用來燒烤。
	帶骨里肌肉 ⓱	包含排骨骨頭與部分里肌的部位，混合了排骨肉、排骨骨頭與里肌，有著獨特的風味。一隻豬約有一·二公斤的分量，主要會塗抹醬料來烤或燉煮。
	肋間隔膜肉 ⓲	位於排骨內側胸骨處，肌肉纖維粗且肉質較韌。一隻豬約有八十克的分量，非常稀少，通常會和橫膈膜肉一起使用。
	肋骨三層肉 ⓳	連著中間軟骨的三層肉部位，一隻豬約有八百克的分量。肋軟骨和瘦肉一起咀嚼時，軟骨水分和肉汁會融合成獨特的風味，常用來燒烤。
排骨	排骨 ⓴	將第一根排骨至第四或五根排骨分切下來整形而成。雖然多少會有一些筋膜包覆其上，但只要去除筋膜，就能感受到柔軟的口感。
	排骨肉 ㉑	將排骨部位去掉骨頭的部分。由瘦肉和脂肪所組成，有著柔軟口感，常用來燒烤或燉煮。
	豬前排邊骨 ㉒	將排骨部位去掉排骨肉後剩餘的部分。大部分由軟骨和骨頭所構成，主要用來熬煮高湯。

基本食譜的寫法

>>> STANDARD RECIPE

食譜可以很簡單、也可以很複雜，一般我們認為的食譜，大概就是說明料理作法的文字，只要有料理名稱、材料、分量和製作順序，就可稱為食譜。不過餐廳所使用的食譜，會涵蓋更多的內容。儘管內容增加，但還是要整理得讓所有人都能理解，才不會發生溝通上的問題。雖然不是所有餐廳都如此，但以下這類內容通常都會放入食譜中，絕對是相當重要的文字。

食譜的基本構成要素

材料 Ingredients
料理時需要的材料

分量 Amount
料理時所需材料的分量

溫度 Temperature
烤箱或事先加熱好的炸油等相關資訊

設備與工具 Equipment & Utensils
說明烹調時所需的設備與工具

方法 Method
說明製作方法的先後順序

＋追加要素

照片 Image
呈現料理完成後的顏色或擺盤的範例照片

味道 Taste
詳細記載料理的味道、溫度或鹹淡

注意事項 Precaution
說明各烹調方式需要注意的地方

訣竅與建議 Tip & Advice
說明對準備過程有助益的方法

替代方案 Alternatives
無法使用食譜的料理方法或食材時，其他的建議方案

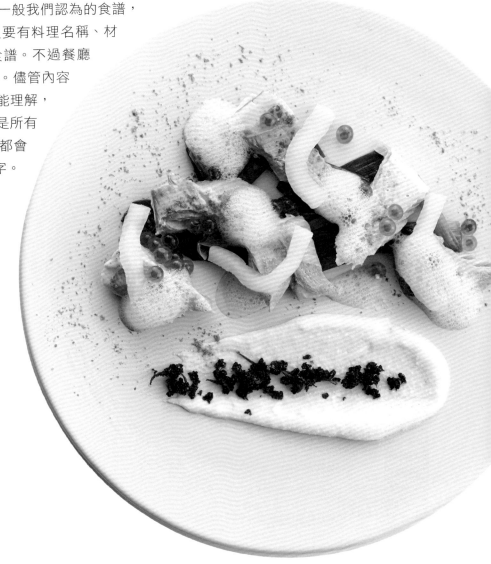

中文名稱

LA MAIN （1人份）

鱒魚料理佐椰奶果泥 POACHED TROUT WITH COCONUT PUREE

分量

IMAGE	INGREDIENTS	AMOUNT
	鱒魚	100g
	鮭魚子　材料	10g
	青蒜	15g
範例照片	紅蔥頭末	1T
	奶油	2g
	雞高湯	2T
	鹽	少許
	For coconut puree　需要另外烹調時，將材料分類並標示出來	
	椰奶	100g
	寒天	1g
	For saffron foam	
	雞高湯	150ml
	番紅花	1g
	卵磷脂	1/2t
	鹽	少許
EQUIPMENTS & UTENSILS	For spicy salt	
	孜然粉	20g
	芫荽籽	40g
列出所需工具	鹽	20g
真空袋、醬汁鍋、攪拌機、手持攪拌器	砂糖	12g
	For garnish	
	醃蘿蔔	少許
	炸巴西里	少許

順序步驟

METHOD	TIP
COCONUT PUREE 1. 將椰奶和寒天煮至 80°C 後冷卻。 2. 待完全冷卻並凝固成果凍狀時，放入攪拌機攪碎，再用篩子過濾。　將需要事先準備的醬汁或果泥分類並標示出來 **SAFFRON FOAM** 1. 雞高湯中加入番紅花煮滾後，放入鹽調味，再過篩冷卻。 2. 放涼的雞高湯中加入卵磷脂，用手持攪拌器打出泡沫，做成番紅花泡沫。 **SPICY SALT** 1. 將孜然粉、芫荽籽、鹽、砂糖全部放入攪拌機中磨細。 **METHOD** 1. 將鱒魚肚剖開，去除內臟和魚皮，剝下魚肉後，放入真空袋中。 2. 將鱒魚放入煮至 60°C、尚未沸騰的水中加熱，待鱒魚全熟後，撕成適口大小。 3. 平底鍋中放入奶油與紅蔥頭末翻炒，再加入切成大段的青蒜拌炒。倒入雞高湯慢慢煮熟。 **盛盤** 1. 盤子中先盛好椰奶果泥，撒上細碎的炸巴西里。 2. 整齊地擺上青蒜、鱒魚、鮭魚子、醃蘿蔔。 3. 撒上香料鹽，最後舀上番紅花泡沫即可。	上桌之前， 再打成番紅花泡沫。

* 收錄於《la main》雜誌 12 月號，由柳泰煥主廚所製作。

圖解食譜中的單位

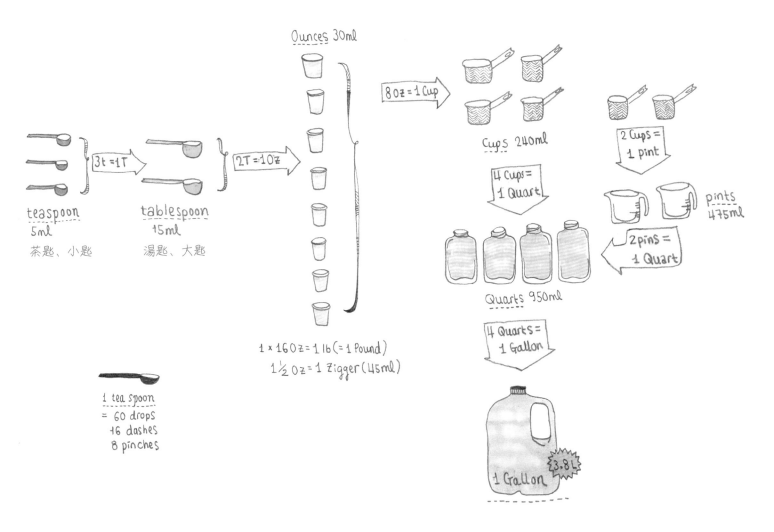

Ounces 30ml

8oz = 1 Cup

3t = 1T

2T = 1oz

teaspoon
5ml
茶匙、小匙

tablespoon
15ml
湯匙、大匙

Cups 240ml

2 Cups =
1 pint

4 Cups =
1 Quart

pints
475ml

2 pins =
1 Quart

Quarts 950ml

4 Quarts =
1 Gallon

1 × 16oz = 1 lb (= 1 Pound)
1½ oz = 1 Zigger (45ml)

1 tea spoon
= 60 drops
16 dashes
8 pinches

3.8L

1 Gallon

餐與酒的婚姻關係

>>> MARIAGE

食物與酒彼此互為重要的存在，可以用「mariage」這個意指婚姻的詞彙，來形容它們的關係。比起單獨品嘗一種，兩者搭配才能突顯對方的優點，讓人感受到更優秀的味道。下文將介紹食物與酒搭配時，值得參考且最基本的原則。不過，每個人的口味與喜好不同，不一定要遵守這些原則，試著發揮創意，挖掘新樂趣吧。

從顏色來搭配

選擇顏色相似的食物與酒進行搭配，是最容易且不會失敗的方法。

白酒：白肉魚、海鮮、家禽類（雞肉、火雞肉、兔肉等）

紅酒：紅瘦肉、羊肉、以紅酒做底醬的料理

粉紅酒：豬肉、燒烤、鮭魚排等

以特色為基準來搭配

選擇味道和特徵類似的酒和料理來搭配。油膩食物可搭配有奶油口感、綿密柔順的葡萄酒；不甜的食物搭配干型葡萄酒；偏鹹的食物則選擇帶有鹹味的葡萄酒。味道豐富的食物就搭配味道強烈的葡萄酒；大致上來説，細緻的料理便適合輕盈的葡萄酒。其次，加入高級葡萄酒所做的料理，也很適合和同款酒一起品嘗，或選擇同產區或同品種的葡萄酒也很不錯。

TIP

輕盈的紅酒很適合搭配海鮮，而單寧重的紅酒，就要避開和魚肉、貝類或甲殼類一起品嘗。一般來說，干型葡萄酒和甜點也不太適合。

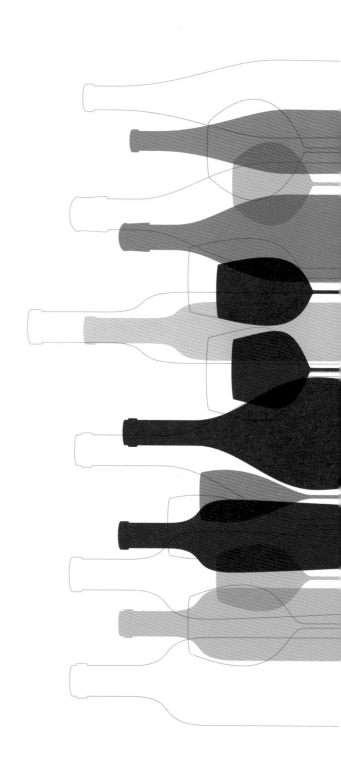

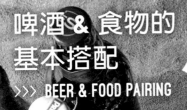

啤酒 & 食物的基本搭配
>>> BEER & FOOD PAIRING

BEER TYPE	FOOD PAIRING
淡色艾爾 Pale Ale	適合大部分料理，特別是含有麵包、肉和蔬菜的漢堡為最佳拍檔。
印度淡色艾爾 India Pale Ale	適合辣味料理，尤其是咖哩。此外，也推薦香甜濃郁的蛋糕。
棕色艾爾 Brown Ale	可試著和烤豬肉、香腸、煙燻鮭魚等熱食搭配喔！
波特 Porter	適合燒烤或燻製料理。吃BBQ時，這款啤酒更是必備。
干司陶特 Dry Stout	十分適合與偏油的食物或排餐搭配，而最經典的組合是和生蠔一起享用。
帝國司陶特 Imperial Stout	適合大部分的主菜，不過與鵝肝或燻鵝料理搭配才是王道。
德國小麥啤酒 Hefeweizen	適合沙拉、海鮮料理或生食海鮮等，也推薦與山羊乳酪搭配。
美式小麥啤酒 American Wheat Ale	與沙拉、生魚片、蔬食等清爽料理一起搭配吧！
經典皮爾森 Classic Pilsener	適合雞肉和烤魚，或是烤香腸也很不錯。
琥珀色拉格 Amber Lager	適合BBQ、漢堡、辣味料理等豐盛且濃郁的餐點。

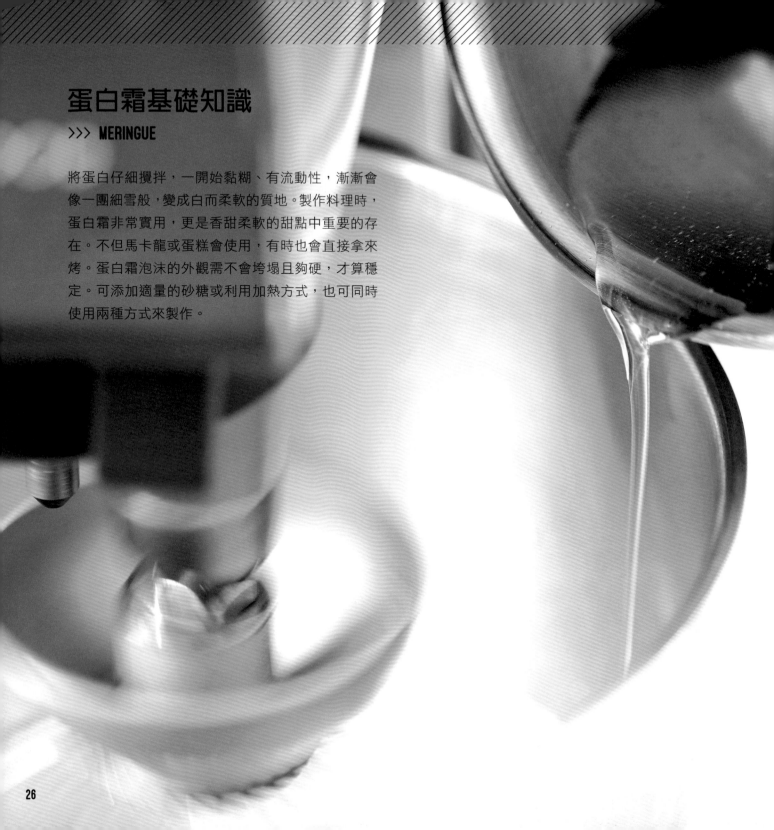

蛋白霜基礎知識

>>> MERINGUE

將蛋白仔細攪拌，一開始黏糊、有流動性，漸漸會像一團細雪般，變成白而柔軟的質地。製作料理時，蛋白霜非常實用，更是香甜柔軟的甜點中重要的存在。不但馬卡龍或蛋糕會使用，有時也會直接拿來烤。蛋白霜泡沫的外觀需不會垮塌且夠硬，才算穩定。可添加適量的砂糖或利用加熱方式，也可同時使用兩種方式來製作。

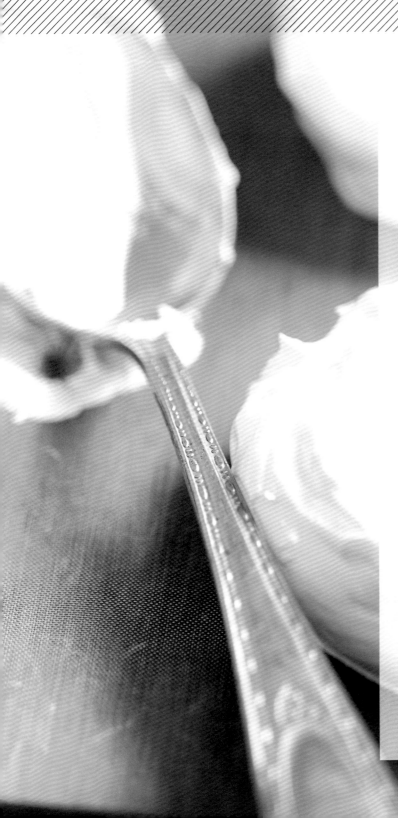

義式蛋白霜 Italian Meringue

義式蛋白霜為穩定性最好的一種，成功的義式蛋白霜表面會有閃亮的光澤。在蛋白中加入剛煮好的熱糖漿，並打出泡沫。請注意要一邊快速地打發、一邊加入糖漿，如果攪拌器不動，蛋白一碰到熱糖漿就會馬上凝固。常用於要直接品嘗蛋白霜本身的食譜中。

法式蛋白霜 French Meringue

法式蛋白霜是在冷的蛋白中加入砂糖，再打出泡沫，為最容易的一般作法。由於蛋白並未加熱，因此使用時需要再加熱。主要用於彼士裘依海綿蛋糕（Biscuit）、傑諾瓦士海綿蛋糕（Genoise）、戚風蛋糕等，由於其穩定性低，打發後要馬上使用。製作蛋白霜餅乾等甜點時，因為只加入少量砂糖，想打出綿密的泡沫，就要稍微費心一些。如果攪拌器的轉速太快，或是力量太大，泡沫大小就會不一，還會過度打發結成團。

瑞士蛋白霜 Swiss Meringue

瑞士蛋白霜是以隔水加熱的方式，來加熱蛋白、讓砂糖融化；當砂糖全部融化，蛋白為流動狀態時，就可以開始打發。剛開始要快速攪打，待蛋白打發至一定程度，再改用中速繼續打發。因為加熱過，可用於直接品嘗蛋白霜的食譜中，最常加入蛋糕糖霜用的奶油霜中。烤過之後口感佳，當成直接品嘗的甜點也很不錯。

認識基本母醬

>>> MOTHER SAUCE

十九世紀時，被稱為現代法式料理之父的奧古斯特·埃斯科菲耶（Auguste Escoffier），將西洋料理的五種母醬進行系統化，至今仍被沿用。

褐醬 Brown Sauce

以褐色高湯（Brown Stock）為基底，做成能品嘗到濃郁肉味的褐醬，這是傳統法式料理的基礎。最具代表性的褐醬是西班牙調味醬（Espagnole Sauce），其基本材料就是褐色高湯、調味蔬菜（Mire-Poix）和番茄泥。光看材料雖然感覺很簡單，但為了製作褐醬，最少需要一天的時間，甚至花上四天三夜。以前為了製作西班牙調味醬，會使用牛犢骨來熬煮，最近則用一般牛骨。將處理乾淨的牛骨放入烤箱烤成褐色，再和調味蔬菜、番茄泥、法國香草束（Bouquet Garni）一起煮。調味蔬菜指的是洋蔥、胡蘿蔔、芹菜等蔬菜；法國香草束則是將百里香、巴西里莖、月桂葉、芹菜等綑成一束。熬煮高湯時，由於要調節溫度、去除雜質等，需在一旁關注。一旦開始沸騰，就要降低溫度，改用微火熬煮，才能煮出牛肉的深沉風味。煮滾時，馬上撈除浮渣，湯頭才會清澈、無腥味。在完成的褐色高湯中，加上用調味蔬菜、番茄糊和醬汁做成的濃稠炒麵糊（Roux），來增加濃度與味道。我們熟知的多蜜醬汁（Demi-Glace），就是將等量的西班牙調味醬與褐色高湯混合，再熬煮收汁至一半分量。

白醬 Bechamel Sauce

呈現略帶淺黃的白色，黏稠且質感如天鵝絨般柔軟。由法國路易十四時期一名侯爵「路易貝夏梅」所改良，因此又稱貝夏梅醬（Sauce Béchamel）。根據法國學者拉魯斯（Larousse）的說法，其形態與天鵝絨醬汁類似，再加以變化而成。實際上，早期的天鵝絨醬汁，會先在炒麵糊中加入牛犢骨高湯做成的白湯醬，再加入大量鮮奶油。現在有不少廚師沿續埃斯科菲耶的作法，他的弟子索尼爾（Saulnier）在書中寫道：「在白色的炒麵糊中，加入牛奶調成溼潤狀後，放入鹽、洋蔥高湯、丁香，煮二十分左右」。白醬則是將等量的奶油和麵粉一起拌炒成炒麵糊，再倒入加熱的牛奶拌開，這是最經典的作法。煮牛奶時，加入肉荳、月桂葉、丁香或洋蔥等來增添香氣，再加入鹽和白胡椒粉調味，之後加入一大匙奶油與一大匙麵粉，就是最常見的白醬濃度。將奶油和麵粉的分量增為兩倍，醬汁變得更濃郁，可在製作奶油可樂餅時使用。如果奶油和麵粉的分量增至三倍，甚至還能當成舒芙蕾的底部，這是很濃稠的醬汁。做好的白醬能使用於各種料理中。

天鵝絨醬汁 Veloute Sauce

Veloute 為法語中有天鵝絨（Velvet）之意的 Velour 所衍生。如同其字義，成功的天鵝絨

醬汁，質感應該要像天鵝絨般柔軟。通常會用來做成家禽類或魚料理的醬汁，或直接將天鵝絨醬汁當成濃湯品嘗。天鵝絨醬汁無論加入小牛高湯、魚高湯或雞高湯等來製作都無妨。以不同高湯做成的白湯醬為基礎，就能製作不同的醬汁。作法是在厚一點的鍋中放入奶油，以中火加熱、慢慢融化後，接著迅速放入麵粉，用木勺均勻攪拌，避免燒焦黏鍋。在炒好的麵糊中，分次倒入熱的白色高湯，利用木勺或攪拌器快速混合拌勻。再重新將鍋子放到小火上，繼續攪拌，並稍微煮一下。從爐火上取下，以鹽和白胡椒調味後，加入奶油或鮮奶油、蛋白等來增添風味。製作天鵝絨醬汁時，會有天然的高湯香氣，同時維持亮象牙色、具濃郁味道。

紅醬 Tomato Sauce

埃斯科菲耶將紅醬定為五種母醬之一，並可以其為基礎做出各種衍生的醬汁。雖然這些醬汁和紅醬的差異不大，但因為會分別加入特殊材料，相比之下顯得較為複雜。許多國家都會使用紅醬來做料理，並有不同的特色。法國在製作紅醬時，會加入炒麵糊調整濃度；而主要將紅醬用來做義大利麵和披薩的義大利，則只以番茄來調整濃度；在紐西蘭、澳洲和南非共和國，紅醬的外觀類似番茄醬；墨西哥主要使用辣味紅醬，也就是莎莎醬，會用來做成墨西哥夾餅（Taco）或墨西哥薄餅（Quesadillas）。紅醬是最為人所知的醬汁，作法也非常多樣，像是使用去皮的番茄或番茄罐頭，有些則會用番茄泥或番茄糊來製作。一般來說，會加入洋蔥和大蒜，也會加入芹菜、胡蘿蔔、月桂葉、羅勒、培根、高湯等；為了調整濃度，也會加入炒麵糊等。如果番茄籽和水分皆多，就要使用番茄罐頭或混合罐頭和新鮮番茄，否則不容易做出好吃的紅醬。

荷蘭醬 Hollandaise Sauce

荷蘭醬是以奶油為基底，有著柔順香濃的豐富風味，外觀呈黃色乳霜狀。需要稍微留意的是，純化奶油與熬煮過的白酒醋兩樣材料。一般奶油是由乳脂肪、水分與乳固形物所組成，而只萃取出乳脂肪的就是純化奶油。將一般奶油隔水加熱的話，會分離成三層，最上面的白色泡沫為酪蛋白，最底下為乳固形物，也就是乳糖，中間清澈透明的液體即為純化奶油。用湯匙將酪蛋白去除，再仔細將純化奶油舀起使用即可。然後，在白酒中加入洋蔥末和胡椒粒等，用小火煮至收乾、備用；也可依個人喜好，加入紅蔥頭或香辛蔬菜。熬煮好的白酒醋，其酸性成分遇到蛋黃中的蛋白質，有助於乳化作用。荷蘭醬是在蛋黃中加入熬煮過的白酒醋，再加入少許純化奶油，用攪拌器持續攪拌即完成。這款醬汁對溫度非常敏感，要留心保持一定的溫度。將材料放入碗中混合時，通常會把碗置於正在慢煮的水上，讓溫度維持在六十度左右最佳。如果溫度過高，蛋黃就會變熟；過低的話，奶油則會凝固，就無法做成醬汁。由於是要趁溫熱品嘗的醬汁，難以長時間保存，因此一次只做需要的分量為佳。

完美的
事前準備工作

>>> MISE EN PLACE

在法國料理餐廳中，會適時地將套餐依序上桌；中式餐廳則是點菜後，會於十分鐘內完成各色料理；義式料理專賣店裡，會先將各種義大利麵盛在盤中；韓式料理則是準備好多樣小菜，先讓顧客品嘗。在開始營業前，要先將相關食材準備好，才能順利提供顧客餐點。

Mise en Place 是法文「一切就緒」之意，餐廳則以此來表示完美的事前準備工作。這裡以中式餐廳的準備過程為例，來理解何謂 Mise en Place 吧。

By 千禧首爾希爾頓中式餐廳TAIPAN

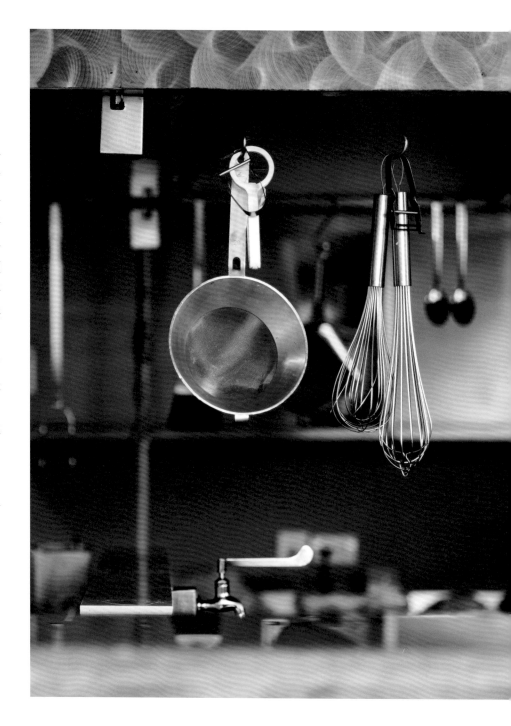

中式餐廳裡，有不少料理會共用食材或醬汁，由於大部分中式料理都會加入大蒜、蔥、生薑、勾芡汁等，因此需要事先準備好。另外，最具代表性的中式料理工具「炒菜鍋和刀」，也要經常保養才能順利完成餐點。

中式料理基本上都會使用雞高湯，廚師一到廚房，首先要做的就是熬煮高湯。成功的高湯必須長時間熬煮，因此需要提早準備好。炒菜鍋為中式料理的必備工具，必須每天早上清洗乾淨，並上油保養。還要將海鮮類食材處理好，放入冰箱冷藏保存；蔬菜也清洗切好後保存，尤其是最常用的香辛蔬菜，如大蒜、蔥、生薑等，先備好以便隨時使用。此外，中式料理常用的各種油類與醬汁，也要準備好足夠的分量，水和太白粉則以一比一的比例混合做成勾芡汁，這些都要放在爐灶附近，以便隨時使用。材料準備結束後，就開始揉麵團製作麵條。

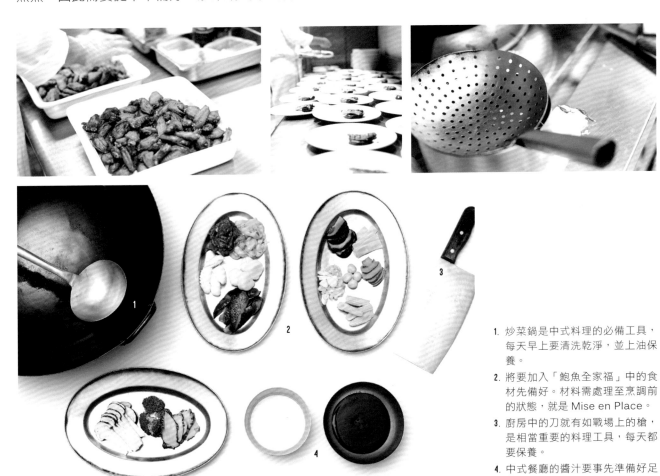

1. 炒菜鍋是中式料理的必備工具，每天早上要清洗乾淨，並上油保養。
2. 將要加入「鮑魚全家福」中的食材先備好。材料需處理至烹調前的狀態，就是 Mise en Place。
3. 廚房中的刀就有如戰場上的槍，是相當重要的料理工具，每天都要保養。
4. 中式餐廳的醬汁要事先準備好足夠的分量，並放在爐灶附近。

白醬的應用

>>> BECHAMEL SAUCE

白醬是將奶油和麵粉炒成麵糊後,再加入
牛奶輕輕拌開;融合奶油的風味、牛奶的
香濃與炒麵粉香氣而成的柔滑醬汁。以白
醬為基底,還可以做出各種醬汁。

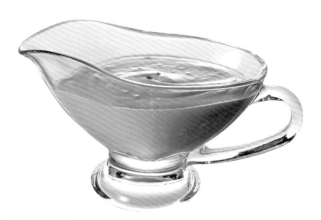

南蒂阿蝦醬 Nantua Sauce

法國南蒂阿地區的醬汁,有著甲殼類特有香氣,適合大部
分的海鮮料理。由經典的海鮮醬——淡水龍蝦(Crayfish)
做成的淡水龍蝦奶油醬,加入白醬混合而成。淡水龍蝦奶
油醬是將等量的淡水龍蝦和奶油一起煮滾再冷卻,有些廚
師還會加入洋蔥、芹菜、胡蘿蔔、番茄糊等材料。淡水龍
蝦不易買到,也可用蝦子或龍蝦替代。

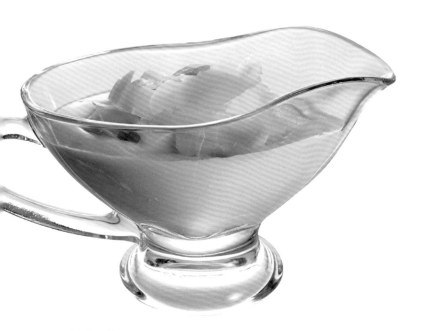

乾酪白醬 Mornay Sauce

在白醬中,加入等量的格呂耶爾起司和帕馬森起司混合製成。
適合大部分的蔬菜和海鮮料理,又以傳統的熱布朗三明治(Hot
Brown Sandwich)最為知名。這款三明治是一九○○年代初
期,源自美國肯塔基州的布朗飯店;在吐司上擺放火雞、火腿或
培根等,再淋上滿滿的乾酪白醬,蓋上另一片吐司後,烤至酥
脆、醬汁呈褐色為止。

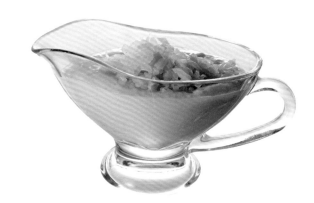

洋蔥白醬 Soubise Sauce

洋蔥白醬的主材料為洋蔥,一開始是為了法國總司令官夏雷
斯·德·洛漢(Charles de Rohan, prince de Soubise)
所製作,並因此而聞名。初期製作時,還會加入野味、家禽
類與各種蔬菜等複雜的食材,近來作法則簡化為只加洋蔥。
將洋蔥切碎後拌炒,或是和鮮奶油一起煮軟至無水分再攪
碎,最後加入白醬混合製成。可搭配汆燙蔬菜、燒烤或雞
蛋料理,尤其又以雞肉料理最適合。

巧達起司醬 Cheddar cheese Sauce

在白醬中加入巧達起司、芥末粉和伍斯特醬所製成。白醬加入起司後，很容易提出鮮味，因此這款醬料十分常用。可搭配汆燙或烤蔬菜，或者用來當成義大利麵醬汁。最有名的就是將通心粉加入巧達起司醬，拌勻後再烤成起司通心麵。

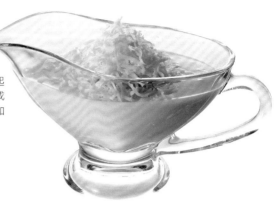

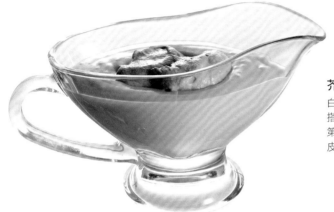

芥末醬 Mustard Sauce

白醬中加入第戎芥末醬（Dijon mustard）就是芥末醬，適合搭配海鮮料理，而將整塊肉醃製後再料理的火腿也很適合。第戎芥末醬源於法國中東部勃艮第的第戎地區，是將芥末去皮磨碎後，加入紅酒、鹽、醋等所製成，帶有嗆鼻的味道。

奶油醬 Cream Sauce

在白醬中加入鮮奶油所製成。由牛奶製成的鮮奶油會以脂肪含量來分類，而奶油醬中要加入脂肪含量三六％以上的重乳脂鮮奶油（Heavy Cream），才能呈現特有的濃郁與豐富味道。奶油醬的特色是比基礎白醬味道柔順，能搭配各式雞肉、海鮮、雞蛋、蔬菜料理。依照不同情況，也會加入蛋黃或檸檬。

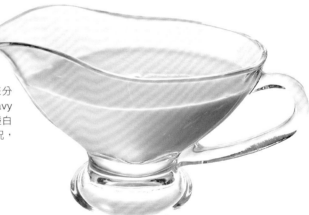

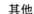

其他

其他還有加入龍蒿（香草植物，又稱香艾菊）製成的波西米亞風味醬（Bohemienne Sauce），適合搭配冷的海鮮料理或水煮鮭魚等。加入松露與龍蝦的紅色白醬（Cardinal Sauce），適合搭配甲殼類、魚類或以松露為主的料理。還有加入雞蛋與肉豆蔻做成的甜醬汁英式醬汁（Sauce a l'anglaise），則是搭配甜點食用。

天鵝絨醬汁的應用

>>> VELOUTE SAUCE

製作基本的天鵝絨醬汁時，需要用奶油和麵粉做成的炒麵糊與白色高湯。白色高湯可使用牛骨、雞或魚類，不同的材料可做出牛白湯醬、雞白湯醬或魚白湯醬等底醬。用這些底醬就能做出德國醬（Allemande Sauce）、特級醬（Supreme Sauce）與白酒醬汁（White wine Sauce）。這三種醬汁能當成母醬，再衍生出新的醬汁，形成相當廣泛的醬汁系統。和衍生醬汁使用的高湯主材料一起烹調時，就能完全呈現醬汁特色，以及融合的好風味。

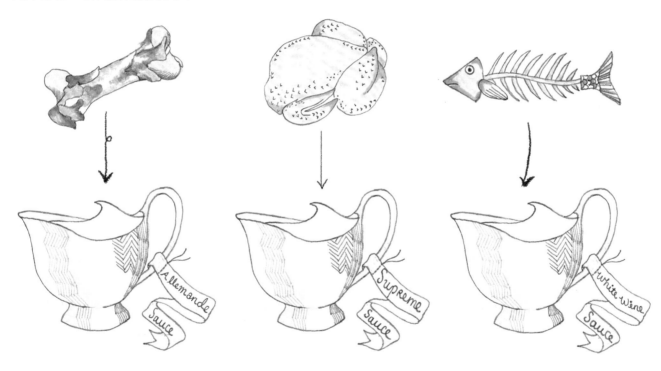

德國醬 Allemande Sauce
用牛骨熬煮的牛高湯與牛白湯醬，再加入鮮奶油、蛋黃等做成的醬汁，主要用來搭配小牛肉料理。以此為母醬，可衍生出蘑菇醬汁（Mushroom Sauce）、辣根醬汁（Horseradish Sauce）、威華醬汁（Villeroi Sauce）等。

特級醬 Supreme Sauce
以家禽類熬煮出濃郁的高湯與雞白湯醬，再加入鮮奶油一起煮成的醬汁，為天鵝絨醬汁中最常使用的一種。以此為母醬，可衍生出匈牙利醬汁（Hungarian Sauce），以及阿布費拉醬（Albufera Sauce）、奧羅拉醬（Aurora Sauce）等。

白酒醬汁 White wine Sauce
以魚骨煮成的魚高湯與魚白湯醬，再加入白酒、鮮奶油、巴西里所製成，可搭配所有的魚類料理。以此為母醬，可衍生出南蒂阿蝦醬、諾曼第醬（Normandy Sauce）、貝西醬（Bercy Sauce）等。

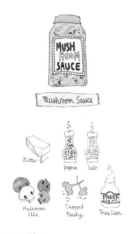

蘑菇醬汁
Mushroom Sauce

在法國又稱作「獵人醬汁」
（Chasseur），經常用來搭
配漢堡。原本是搭配打獵到
的野味，也是一種最高級的
醬汁。

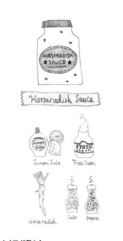

辣根醬汁
Horseradish Sauce

將辣根強烈具辣味的外皮去
除，加入醋和牛奶攪碎後使
用。常用於以高湯煮軟的肉
類或魚類料理中。

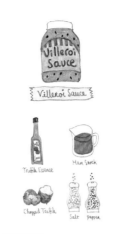

威華醬汁
Villeroi Sauce

在德國醬中，加入煮火腿的
水、松露和松露精華等材料，
再熬煮而成。主要用來搭配
沾麵包粉油炸的肉料理。

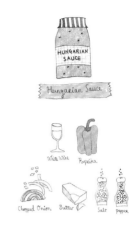

匈牙利醬汁
Hungarian Sauce

加入匈牙利盛產的紅椒所製
成，醬汁呈現粉紅色，很適
合雞肉、豬肉料理等。

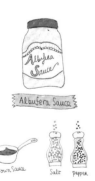

阿布費拉醬
Albufera Sauce

在特級醬中加入褐醬，風味
更豐富、濃郁的醬汁。一般
用於以雞胸或其他動物的胸
肉做成的料理。

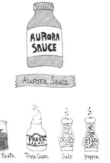

奧羅拉醬
Aurora Sauce

在特級醬中加入番茄泥，使
其變成帶粉紅色的醬汁，需
注意番茄的顏色和風味不可
太過強烈。主要用在煮得軟
嫩的雞肉料理中。

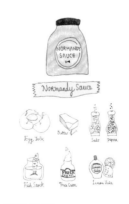

諾曼第醬
Normandy Sauce

在白酒醬汁中加入鮮奶油和
蛋黃，調整濃度做成醬汁後，
可盛入烤海鮮的烤盤中；主
要為以明火烤箱烤上色時使
用。用途廣泛，也可撒上起
司增添味道和顏色。

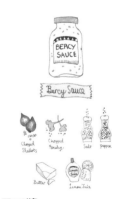

貝西醬
Bercy Sauce

取自巴黎東部地區名的醬
汁。將洋蔥末和奶油一起拌
炒，無須炒到變色，即可加
入巴西里末增添風味。與炸
或煮的比目魚、扁口魚、鰈
魚等非常適合。

認識分子料理

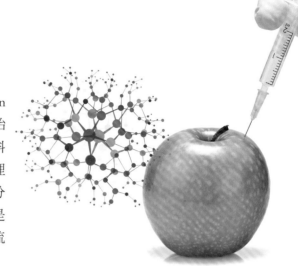

西班牙傳奇廚師費蘭·阿德里亞（Ferran Adria）與其餐廳 el Bulli，因為「分子料理」開始為人所熟知。這股風潮讓許多餐廳試圖製作分子料理，報導也紛紛湧現。但不知何時開始，分子料理以極快的速度消失，沒多久就出現這種說法：「分子料理？那種只顧耍酷的快速料理？料理重要的是味道，弄得華麗繽紛來吸引人算什麼，還有那種流行早就過時了。」然而真的是這樣嗎？

全世界的廚師談論未來料理時，絕對少不了的便是「分子料理」，也就是說分子料理會愈來愈進步的意思。它是否為短暫流行、不值一提的料理呢？如果只是模仿或作秀式的分子料理，並無法好好傳達其本質，像這樣沒有根基的分子料理，當然很容易崩解。在國外，分子料理才正要開始，具有無窮的可能性。目前世界排名前五十的餐廳裡，應該沒多少家敢說自己與分子料理毫不相關。光憑這點來看，可以說分子料理已滲入潮流之中，並積極地被活用。

事實上，很多人都忽略了分子料理的正確定義。這些人認為分子料理將食材當成玩具般，只是利用化學添加物改變其外觀形態，因此大多帶著負面觀感。分子料理更準確的定義，其實是「將食物以分子為單位，徹底地研究和分析」，也就是將食材的質感、組織或料理方式等，以科學方法分析

後，再加以變形或創造出其他樣子的食物。從定義也可得知，如果沒有厲害的科學理論，是不可能實現的。也就是說，如果沒有深入學習這種「料理科學」，就會變成模仿其快速的方式而已。還有一個重點在於，食材會測量至分子那麼小的單位，因此需要準確且完美的烹調才行，也就是計算到〇·一克、一度、一秒、一白利糖度（Brix）、一毫米為止的完美料理。

要完成分子料理，在單純的口感與質感變形之前，需要有準確且完美的食譜為基礎，因此不會存在「大略」或「適量」等詞彙。舉例來說，將大小不一的材料同時煮熟時，偏大的材料如期望般煮得剛剛好，這時較小的材料就會過熟。而一般電子秤上顯示的數字則是不夠精確。以水果來說，會因為甜度不同，使得味道不一樣，因此必須確認其白利糖度，以維持準確的甜度。溫度也相當重要，我

就曾試過，想提高兩度來減少一些光澤，卻導致得丟掉花了兩天做的冰淇淋。因此，必須遵守食譜中的所有單位，才能做出完美料理。或許不易執行，但這樣的廚房確實存在，因此他們才能成為世界的頂級。

料理與人類歷史一起持續進步，從最初用火烤肉開始，至今已發明了各種料理方式，以多樣口感滿足我們的口腹。因為對既有味道感到不滿足，並持續尋找新口感，所以我們積極地活用料理科學，找到能創造新口感與質感的分子料理。這並非將料理當兒戲，而是人類料理史上劃時代的發現。

有人說 el Bulli 的料理是「要過三十年之後，人們才能理解的料理」，當然在未來，同樣會有許多人偏好將品質佳的肉品，單純地以好的炭火直烤，但是尋找新味道的人也會變多。因此，我們有義務不斷實驗創新的烹調方式，滿足想尋找新味道的客人。由此看來，許多研究分子料理學的主廚，就該受到尊重才是。

所有料理都存在無數的科學知識，即使是煮一顆蛋的過程，也包含了許多原理，而身為主廚必須理解自己的工作。我們總是藉由提問來解惑，為什麼汆燙綠色蔬菜時，要在水中加鹽？為何肉要經常翻面？為何用冰塊過濾，就會有清澈的法式清湯？所有問題的答案都會是料理的科學。

一般廚房裡，也存在著分子料理：將不同的食材、烹調過程分類，為了找出最好的味道，而使用更精密的科學方式。例如，汆燙食材時，會在水中加鹽，稍微過水後，再用冷水漂洗，如果這就是我們所知的汆燙，那麼分子料理就是更仔細地計算準確的溫度、時間、水量、水的成分、在營養學上食材被破壞的程度，以呈現出完美的味道。

英國知名主廚赫斯頓·布魯門索（Heston Blumenthal）在著作《肥鴨餐廳食譜》（暫譯，*The Fat Duck Cookbook*）中提到：「料理乾的豆子時，要先汆燙還是直接料理？要泡水或直接料理？那麼要泡多久呢？水只是沾附於表面，或者反而將豆子的水分搶走呢？鈣質不容易料理，那麼鉀呢？如果不要太熱或太冷，水的溫度應該怎樣呢？鹽應該最後加，那麼如果一開始料理時，就在豆子裡加鹽也無妨嗎？可以使用含有礦物質的礦泉水嗎？」如此看來，各位還覺得這只是要帥或快速的分子料理嗎？

當然也可以解釋成，這是利用科學得到視覺享受的方法。我們必須先理解上述分子料理的基本意義，以此為基礎，投入更多時間於美味的研究上。另外，利用分子料理開發新味道固然重要，但能讓既有味道提升到更完美的境界，才能不負其名，並且靈活運用。

By 主廚朴武賢

褐醬的應用

>>> BROWN SAUCE

黛安醬汁 Diane Sauce

關於其來源眾說紛紜，最有力的說法是從羅馬神話的狩獵女神黛安娜（Diana）而來。這款醬汁會搭配胸肉或野味享用，埃斯科菲耶是在褐醬中加入肉和骨頭、打發鮮奶油、松露、蛋黃。另一種作法則因黛安牛排（Steak Diane）而聞名，這是一九六〇至七〇年代紐約知名料理；將菲力牛排煎烤後，在同一個鍋中澆上白蘭地點燃後，再放入褐醬、鮮奶油、英式芥末等做成醬汁。

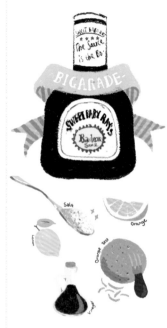

苦橙醬汁
Bigarade Sauce

Bigarade 為法國產的一種柳橙，這款醬汁也被稱作柳橙醬汁，最適合搭配鴨肉料理。傳統作法是加入苦橙汁和切細的皮，熬煮後再加入褐醬。近來則會先將砂糖燒熱，做出苦甜味道後，倒入苦橙汁，也可以再加入檸檬汁或醋，最後放入果皮屑，享受其完整的香氣。也能加入含柳橙的柑曼怡（Grand Marnier）或君度（Cointreau）等酒類。

獵人醬汁
Chasseur Sauce

Chasseur 為法語的獵人之意，這款醬汁被稱為獵人醬汁（Hunter's Sauce），可以搭配鹿、兔子、野生鳥類，以及其他野生動物的肉類料理。基本材料是蘑菇，因為打獵時，很容易取得散落在森林裡的蘑菇，還會加入紅蔥頭、白酒、番茄，以及細混香辛料（Fines Herbes）——地中海主要使用的巴西里、蝦夷蔥、龍蒿、細葉香芹等香料。

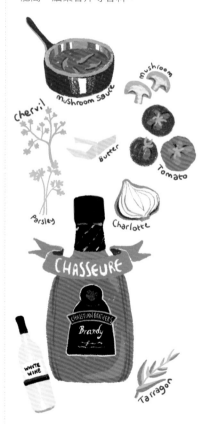

日內瓦醬汁
Genevoise Sauce

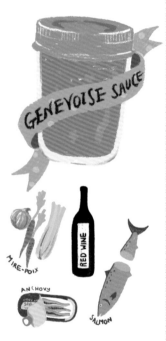

在褐醬濃郁的味道中，再增添海鮮風味的醬汁，也是鮭魚和鱒魚最常搭配的醬汁。在褐醬中放入調味蔬菜、鮭魚頭和魚骨，拌炒後加入紅酒與魚高湯，特別的是還會加入鰻魚，讓魚的香氣更濃郁。也可用其它魚類代替鮭魚。

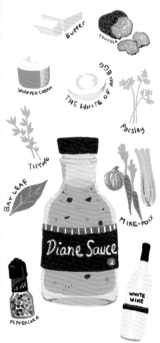

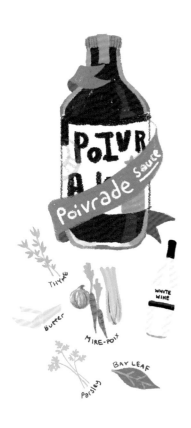

馬特拉醬汁
Matelote Sauce

Matelote 為燉魚之意，主要加入鯉魚、鰻魚等淡水魚所製成，相對來説，比海水魚腥味重，因此會加入葡萄酒與香辛料等去除腥味。醬汁材料包括紅酒、奶油、麵粉、紅蔥頭、魚高湯，有時會加入褐醬增添濃郁風味。

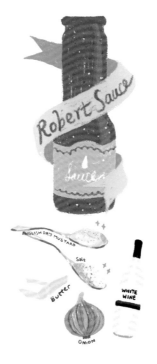

費南雪醬汁
Financiere Sauce

在多蜜醬汁中加入馬德拉酒（Madeira Wine）與松露精華的醬汁，為埃斯科菲耶的褐醬中所衍生出的一種。馬德拉酒是西班牙馬德拉島所釀造的葡萄酒，為度數愈高愈甜的加強葡萄酒；也可用雪利酒（Sherry）代替。與大部分的牛肉料理搭配都很適合。

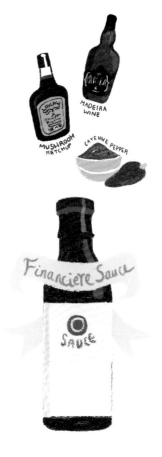

胡椒醬汁
Poivrade Sauce

適合搭配雉雞、鹿等野生動物的肉類料理。與其他醬汁相比，加入較多的胡椒，香氣濃郁且帶有辣味。先將調味蔬菜炒成褐色，再放入野生動物的骨頭與脂肪一起炒，然後加入褐醬、月桂葉、百里香、巴西里等香辛料，並繼續熬煮。將醬汁和湯料分離後，撒入滿滿的胡椒粉。

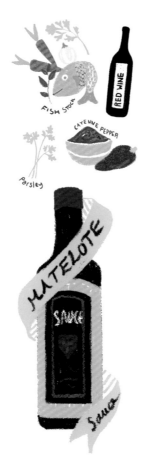

羅勃醬汁 Robert Sauce

由褐醬衍生出的醬汁，一六〇〇年代便出現於食譜書上，歷史相當悠久。將洋蔥末和奶油一起拌炒，再加入白酒熬煮，此時不能讓洋蔥變成褐色，然後再加褐醬（一般會使用多蜜醬汁），最後將英式芥末混合砂糖後加入，醬汁就完成了。與烤盤烤的豬肉料理非常適合。如果再加入切碎的法式醃黃瓜（Cornichon），就成了酸黃瓜洋蔥醬（Charcutere Sauce）。

處理魚類的基本工具

>>> CHEF'S TOOL FOR FISH

金屬筷
金屬筷可用來夾取生魚片、炸天婦羅，或是將食物盛裝到盤中時使用，也稱作「盛箸」。

竹刷
泡綠茶粉時可拿來攪拌用。也可去除附著在魚類中間骨頭上的血塊，或者可用牙刷代替。

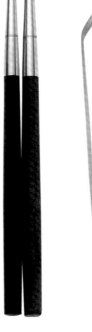

打鱗器
去除魚鱗時使用，特別適合處理魚鱗較厚的魚類。如果是較小的魚鱗，也可用刀背或湯匙刮下。

骨鉗
用來拔除小刺或骨頭時使用的鑷子。

By 主廚柳泰煥

世界最棒的餐廳

>>> THE WORLD'S 50 BEST RESTAURANTS

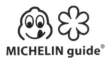

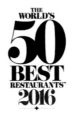

米其林指南 Michelin Guide

許多廚師都希望能獲得該評等的星號，也有很多人想品嘗這樣的星級料理。《米其林指南》為法國米其林輪胎公司於一九〇〇年創刊，一開始是寫給駕駛人閱讀，內容包含汽車保養法、檢修處、住宿設施與餐廳等情報，以及旅行路線圖的指南。從一九二六年開始，將有美食的旅館標示星號並特別介紹，這就是星級評鑑的開端，一九三三年完成目前的評等方式。由專業評審祕密拜訪餐廳，觀察料理的味道、服務、氣氛等，並寫成報告書，以此為評鑑依據。最高等級為三顆星，代表特地前往也在所不惜的餐廳；兩顆星代表儘管長途跋涉也值得的餐廳；一顆星則是指其料理獨特且優秀。

世界五十最佳餐廳
The World's 50 Best Restaurants[W50B]

由英國威廉·里德傳媒（William Reed Media）所發行的雜誌《餐廳》（Restaurant），於二〇〇二年首次主辦。這份名單是由高級精緻餐廳（Fine Dining）領域的國際性意見領袖，共九百名組成的大來國際信用卡全球五十家最佳餐廳學院（The Diners Club World's 50 Best Restaurants Academy），分成不同地區的陪審員，再合計票數決定順位。每年四月，聚集全世界的星級主廚發表結果，可看作是料理界的奧斯卡頒獎典禮。米其林評價的是料理與服務品質，W50B旨在為旅行各地的美食家，介紹最受矚目、未來更有發展的領先餐廳。只要是創造料理界趨勢的餐廳就能進榜，因此就算過去領先的餐廳，也可能被擠出排名之外。這樣的順位變化只能反應目前料理界的趨勢，並非判斷哪些餐廳較優秀的標準。

此外，米其林會依不同國家、在預定好的日期通知該餐廳；W50B則將世界頂尖主廚齊聚一堂，再發表順位，還會進行會議或研討會等活動，請他們談論其料理哲學和美食趨勢。除了受矚目的法國、義大利、美國之外，為了讓全世界美食產業更進步，過去尚未受到關注或正在做全新嘗試的第三國，其飲食文化都能得到重新審視的機會。最具代表性的例子是西班牙與丹麥，近來則是拉丁美洲的祕魯和巴西。擺脫過去談論飲食觀光時，只會聯想到幾個固定國家的現象，而讓消費者能體驗過去不被注意的飲食文化，有助他們鼓起勇氣前往旅行，也是W50B所提出的建議。

全世界的食材

>>> 南美

●

Grains, Beans and Nuts

莧籽 Amaranth

古代阿茲特克人（Aztecs）的主食，八千年前便開始被食用，是一種歷史悠久的穀物。墨西哥、祕魯等地很常食用，特別是墨西哥會將莧籽炸成像爆米花般，再與糖漿拌勻做成知名點心 Alegria。

藜麥 Quinoa

印加帝國的「超級穀物」，為過去數千年南美安地斯地區所栽種的穀物。藜麥大小為米的三分之一，外觀呈圓形，蛋白質含量豐富，並含有鈣、鐵、鋅等維他命與礦物質，因而得到完全食品的稱號。特色是會有劈劈啪啪爆開的口感。

南瓜籽 Pepitas

將外皮去除後烤或油炸，味道會更好，再撒上鹽或辣味香料食用。可加入麵包或蛋糕中；將磨碎的南瓜籽加入醬汁裡，就會變得更濃稠或增加香氣。

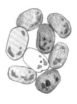

玉米 Maize（Corn）

玉米的原產地是南美安地斯山脈一帶，當地稱為 Maize。巴西、阿根廷、祕魯等許多國家，會將玉米加工成各種形態，並作為主食。

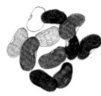

腰豆 Kidney Beans

作為墨西哥辣豆醬（Chili Con Carne）的代表食材而廣為人知，煮過後會變得柔軟，具有清淡的味道。

可可豆 Cacao

原產於南美熱帶地區的樹木，將可可樹的果實發酵後，翻炒加工而成的可可粉和可可脂，能用來做成巧克力飲品或巧克力。

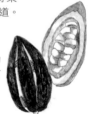

斑豆 Pinto Beans

有斑點花紋的斑豆，在南美很普遍，尤其是墨西哥最常吃。用高湯煮過後直接品嘗，或是搗碎後加入墨西哥捲餅中。

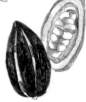

●

Vegetables

番茄 Tomato

番茄是全世界非常重要的食材之一，在南美也經常使用，會將番茄搗碎做成醬汁或莎莎醬。

馬鈴薯 Potato

馬鈴薯為南美許多國家的主食之一，特別是祕魯。品種多達三千種以上。安地斯山區的居民會將馬鈴薯做成儲藏食品 Chouno，製作過程是馬鈴薯歷經霜打，結凍後用腳踩碎，再經長久的乾燥程序而成。Chouno 能保存約十年，可加入濃湯或燉煮用，很容易煮得軟爛。

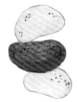

墨西哥辣椒 Jalapeno

深綠色、末端渾圓且平滑，果肉厚實清脆。辣味沒那麼強，通常會烤過、去除外皮再使用，也可做成醃漬小菜。

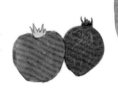

黏果酸漿 Tomatillo

長得像番茄，也能像番茄一樣料理，不過它其實是酸漿屬的水果，是南美常用食材。直接煮熟或以果泥加入醬汁，如酪梨醬（Guacamole）或青醬（Salsa verde）中品嘗。有番茄的口感，以及像蘋果或檸檬般清爽的酸味，與辣味非常搭配。

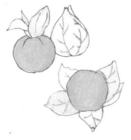

墨西哥波布拉諾辣椒 Poblano

不太辣的辣椒，可以做成填餡再油炸的料理，或烤過、去除外皮後使用。適合與玉米或番茄搭配烹調。將全熟的辣椒晒乾後使用，就稱為 Ancho Poblano。

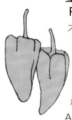

Herb and Spice

胭脂樹紅 Achiote

籽呈現鮮豔的紅色，用手直接觸摸的話，指尖上會被染紅。將紅色果實搗碎，和醋、大蒜、香料等混合，可做成辣醬（Achiote Paste）。主要可替肉類和米增色及添加味道，鹹且帶有土味、略微苦澀。

土荊芥 Epazote

自古便是馬雅人的主要食材，味道像焦油般強烈，燉煮後會慢慢散發薄荷、藏茴香、月桂葉、柑橘類的香氣。土荊芥和西班牙香腸（Chorizo）、黏果酸漿、玉米、豆類等材料非常搭配。

墨西哥粗糖條 Panela(Piloncillo)

以甜菜製成的中南美非精製糖，在委內瑞拉是比砂糖便宜且健康的糖類，過去就被使用在許多傳統料理中，也是哥倫比亞稱作 Agua Panela 糖飲的主材料。

芫荽 Cilantro

也就是我們所說的香菜。經常被使用的葉子和莖的部分稱作芫荽，是全世界都會食用的香草。在南美會將新鮮的芫荽葉搗碎，和青辣椒一起做成印度酸甜醬（Chutney）、碎漬瓜（Relishe）或莎莎醬等。

香蕉葉 Banana Leaves

葉面大、不易撕開且不會被水沾溼，很適合包食物或當碟子使用。波多黎各會用來做波多黎各粽（Pasteles），以香蕉葉包覆食材，能充滿甜香並有助提升食慾。

墨西哥胡椒葉 Hoja Santa

南美知名的香草，會以新鮮葉子包覆食材料理，乾的葉子則會碾碎做成醬料。

Fruits

祕魯番荔枝 Cherimoya

以南美安地斯山脈為中心栽種，為祕魯語中「冰涼果實」之意。白色果肉質感柔軟如同卡士達般，因此又稱作「卡士達蘋果」（Custard Apple，與釋迦同屬番荔枝科）。

仙人掌果 Prickly Pear

像手掌一樣扁平的仙人掌果實，有著粉紅色澤，帶有酸甜清爽的味道。

大蕉 Plantain

主要為料理用，比當作水果的香蕉體積大，果皮更堅韌。糖分含量高，通常會加熱煮熟後再食用。熟透的大蕉可以品嘗到類似地瓜的香甜感。

番石榴 Guava

番石榴富含維他命 C，被稱作天然的感冒藥。葉子和樹皮等可做成健康食品或藥用。帶有新鮮的綠色光澤和香甜味道，是水果中的極品。

萊姆 Lime

有著酸酸甜甜的滋味，以及柔軟的黃綠色果肉。水分多、比檸檬微酸且甜，是東南亞和中南美的莫吉托（Mojito）雞尾酒中不可或缺的材料。

酪梨 Avocado

墨西哥和南美為原產地，凹凸不平的外皮像鱷魚的背一樣，因此也被稱為「鱷梨」。為了使用其果實而開始種植，熟透的酪梨口感柔軟，有著如奶油般濃郁的風味。

木瓜 Papaya

可直接食用果肉或做成果醬、糖漬木瓜等，也能將未熟的果實以鹽醃漬。部分國家會將尚未熟透的綠色木瓜當成蔬菜，也會用於熱炒料理中。

榲桲 Quince

類似木瓜有著不平整和黃色的外觀。也被稱作「黃金蘋果」，介於蘋果和梨子之間的外觀與味道。熟透的榲桲會用來做成柑橘醬（Marmalade）、果醬、果凍或糖漿。

麵包果 Breadfruit

麵包樹的果實雖然有著水果的外觀，風味卻有如剛出爐的麵包或馬鈴薯。烤或蒸後，口感類似麵包，是太平洋島嶼上居民主要的食糧。

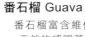
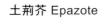

全世界的食材
>>> 東南亞

●
Vegetables

茄子 Eggplant
臺灣較常見的是深紫色長圓形茄子。泰國或越南等地較易見到直徑二・五公分左右、小而結實的綠色圓形茄子，因此這種茄子又稱泰國茄子。馬來西亞還有長得像弧瓜的黃色茄子。

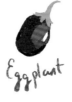

花園鳥眼椒 Phrik Khi Nu Suan
紅色或綠色一公分左右的小辣椒，辣味非常強烈。可切碎加入醬汁，或是加入湯裡一起煮，在整個東南亞都很常見。

乾辣椒 Phrik Haeng
晒乾的紅色辣椒，辣味更加強烈。

秋葵 Okra
外形有五條稜線的蔬菜，裡面有滿滿的籽，食用時要挑選不會過熟的鮮嫩秋葵。可直接將生秋葵切段涼拌或做成湯的配料，也能與肉類或魚貝類拌炒。

火蔥 Shallot
火蔥就是我們常說的小洋蔥，在世界各地被廣泛使用，也常活用於東南亞料理中。印尼語為 Bawang Merah，當地將火蔥加醋混合做成醃菜，也會加入熱炒料理中。

辣椒 Phrik Chi Fa
像手指般的大小，有紅、綠兩種顏色，果實為下垂生長。主要用來製作辣椒粉，辣度非常強烈。

芋頭 Taro
很久以前就開始栽種的作物，是鬆軟的塊莖類蔬菜，外形類似椰子果實或地瓜，果肉為白色並帶紫色斑點。可用來做成料理或甜點。

●
Herbs & Spices

芫荽 Coriander
在世界各國被廣泛使用，其中又以泰國、印度、中國、歐洲最頻繁。芫荽有去除腥味的效果，大部分東南亞食物所散發的獨特香氣，幾乎都是因為它。

泰國萊姆葉 Kaffir Lime Leaf
將泰國萊姆葉搗碎，和芫荽、辣椒、香茅等一起加入綠咖哩中拌勻，是東南亞料理中非常基本的醬料。主要使用厚且新鮮的葉片，帶有獨特且香麻的味道，可加入湯裡一起煮，或切碎放入料理中。

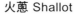

棕櫚糖 Palm Sugar
又稱 Jaggery，廣泛使用於亞洲料理中，呈黃色或淺褐色，帶有獨特的風味。從各種椰子樹的樹液中提煉製成，一般會整塊販賣。

南薑 Galangal
薑的種類之一，其根部被當作香辛料使用。外皮呈褐色、肉質為橙色，是東南亞常吃的咖哩或燉煮料理中，一定會加入的食材，常用來代替一般生薑。

肉豆蔻 Nutmeg
主要生長於印尼的一種果實，成熟後紅黃色的果皮就會裂開，名字有「散發麝香香氣的核桃」之意，常用來製作魚類料理的醬汁。

香茅 Lemongrass
泰國最具代表性的冬蔭功（泰式酸辣湯）的主材料。光看其名就知道是帶有檸檬香氣的香草，在東南亞會放入大的臼子中搗碎，加入大蒜、泰國萊姆葉與其它香料混合，做成濃稠的咖哩醬。香茅的黃色葉子還能當成茶的原料。

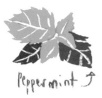

丁香 Clove

以印尼為主要產地的香辛料，將花苞摘下後乾燥，使香氣和甜味更明顯。能去除肉類或魚類的腥味，在東南亞主要用來熬煮湯料理的湯頭。

小豆蔻 Cardamom

一種薑科植物的香辛料，如果說香辛料之王為胡椒，小豆蔻絕對稱得上是香辛料女王。為咖哩的主原料，近來也會使用在餅乾、酒、口香糖等。

薄荷 Peppermint

無論在東、西方，長久以來都被當作藥用的香草，屬唇形科多年生的草本植物，也被當成料理用香草、糖果、口香糖等的香料使用。為水薄荷與留蘭香的雜交品種，香氣和胡椒嗆鼻的性質類似。

香蘭葉 Pandanus Leaf

有香草味道的香蘭葉，在亞洲少數的市場中，可看到新鮮或乾燥的製品。將細長的香蘭葉綑起來，再加入料理中，或是搗碎來呈現其獨特香氣。

香蕉葉 Banana Leaf

能保持食材的水分，並替料理增加些許香氣，燒烤或蒸煮料理時，會用來包覆食材，還可將晒乾的香蕉葉編織成碗。越南會將米和香辛料放入香蕉葉中再蒸煮。

●

Fruits

榴槤 Durian

以馬來西亞語中有尖刺之意的「Duri」命名而成。雖然氣味不佳、外皮上有凹凸不平的刺，但奶油色的果肉就像混合了鮮奶油和奶油般香濃，還有一個特色是，食用後就像喝過酒般，身體會稍微發熱。在熱帶水果中價格最高，常會加工做成冰淇淋、糖果或果汁等。

山竹 Mangosteen

本身就很美味的山竹，因為受到英國維多利亞女王的喜愛，而有「水果女王」的稱號。從深紫色外皮底部往下壓，將果皮剝開，只吃白色果肉部分，果汁豐富且甜，吃完又辣又熱的料理後，常會當成甜點享用。

蓮霧 Green Rose Apple

類似紅椒或小西洋梨的外觀，主要產於馬來西亞。尚未全熟前為亮綠色，熟透的蓮霧則帶有玫瑰色澤，表面晶瑩剔透。有蘋果的味道且水分多。

羅望子 Tamarind

未成熟的羅望子，果肉有強烈酸味，會用來代替檸檬當調味料，或是做成醃漬物。全熟的羅望子則會去除果皮，只食用包覆著籽的果肉部分。微甜的味道類似柿餅，磨碎後可當成飲料的基底，或做成羅望子醬加入料理中。

椰子 Coconut

有綠色果皮殼層的熱帶水果，含豐富的果汁，可當成飲料，內部像果凍般的果肉，可直接食用或榨油。在東南亞有不少料理會使用椰子果肉做成的椰奶。

紅毛丹 Rambutan

東南亞最常見的水果，外皮長得像海膽一樣，果肉和籽呈白色半透明，外觀為鮮豔的紅色，並帶有橘色的柔軟細毛。果汁含量豐富，酸酸甜甜的滋味非常棒。可直接品嘗果實，也可做成果醬或果凍。

龍眼 Longan

有「龍的眼睛」之意的水果，因籽又圓又黑而得名。直徑約二‧五公分，淺褐色的外殼，果肉是半透明的果凍形態，用手就能輕鬆剝殼。龍眼殼上帶點粉紅色的話，會更好吃。據說甜度高的清邁產龍眼最美味，是富含糖分、鈣質與維他命 C 的水果。

木瓜 Papaya

未熟時為綠色，熟透後則呈橘色。青木瓜可以切絲做成帶辣味的沙拉，熟透的木瓜則去皮切半，將黑色的籽挖出後品嘗。

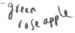

全世界的食材
>>> 北歐

●
Vegetables & Fruits & Grain

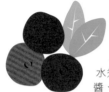

越橘 Lingonberry
北歐國民都有在森林中自由摘水果或香菇的權利，在當地越橘是很普遍的一種水果。可用水煮的方式或以砂糖醃漬，做成果醬、果汁、果凍等。

雲莓 Cloudberry
深橘色的草莓，又稱作黃莓。味道非常清爽，有強烈的香氣，可直接食用，或稍微煮熟、撒上砂糖品嘗。種植雲莓的地方不多，幾乎都是野生並以手工採收，收成後大部分會冷凍再使用。

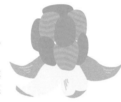

根芹菜 Celeriac
為了食用根部而另外栽培出的品種，乃是野生芹菜的變種，一開始種植於地中海地區，在歐洲非常受歡迎，尤其是北歐。味道介於強烈的芹菜與巴西里之間。

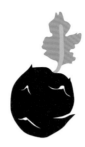

莖藍 Kohlrabi
原產於北歐的莖藍，像蕪菁一樣有著圓圓的外觀，是為了食用其綠色莖而種植。可與馬鈴薯一起搗碎，加入奶油做成果泥狀，也可稍微炒過再品嘗。嫩的莖藍生吃也無妨，可去除外皮後切絲，再加入沙拉中。味道溫和且香甜，類似綠花椰莖混合櫻桃蘿蔔的味道；生吃還會有些許的胡椒香氣。

抱子甘藍 Brussels Sprouts
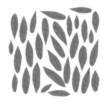
十六世紀開始在比利時的布魯塞爾地區種植，因此命名為布魯塞爾（Brussels）的芽菜（Sprouts），又稱作球芽甘藍。葉片扎實地結成球狀，看起來就像小高麗菜一樣。蒸過後可以撒上巴薩米克醋或起司，也能搭配鮮奶油或起司醬汁。煮到變軟後，就會像嫩高麗菜般釋放出甜味。大顆的抱子甘藍可能會有苦味，愈小顆味道愈好。

黑麥 Rye
原產地為以俄羅斯、波蘭、德國等地為中心的北歐國家，比小麥還要耐寒。即使在乾燥的沙質土壤中也能生長，在不易種植大麥或小麥的山間和河床等地，也可種植。黑麥能長時間儲藏，製成的麵包較無黏性、彈性且偏硬，優點是不容易碎裂。

●
Spices

小豆蔻 Cardamon
在北歐要替麵包、蛋糕、冰淇淋或醃漬物增添風味時，所使用的香辛料。瑞典的肉桂捲（Kannelbullar）中，就一定會加入小豆蔻。使用前才從豆莢中將籽取出，並馬上磨碎使用，才會有最佳的香氣。

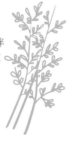

蒔蘿 Dill
北歐的魚類料理中，一定會伴隨使用的香草。蒔蘿具有鎮定與催眠的效果，特色是帶有強烈的香氣，葉子為深綠色、如羽毛般柔軟。用於料理時，需在上桌前再加入，才能讓香氣維持較久。籽和葉子都可使用。

葛縷子 Caraway
原產地為亞洲和北歐，是歐洲、印度、中國等地常用的香辛料。加入黑麥麵包、餅乾或香腸時，能完全感受其香氣，也可加入濃湯或燉煮料理中。

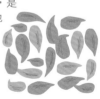

Seafoods

鱈魚 Cod

原本需求量就高，數量
卻逐漸減少，但在冰島臨近的海域與北極海，
仍有相當豐富的產量，北歐也成功養殖出優質
的鱈魚。中段附近最厚實的肉，以及魚柳最上
方部位尤其美味。可撒鹽晒乾、用來煙燻，幾
乎適合各種烹調方式；以烤箱或鐵網來烤，或
者用平底鍋油炸，甚至水煮都很不錯。

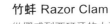

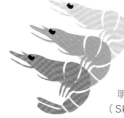

鯡魚 Herring

北歐盛產的鯡魚新鮮美味，從魚肉到魚卵
有各種醃漬方式，相當受到北歐人
喜愛。這是從維京時代就有的傳
統，曾靠海維生的他們，為了將
捕獲的大量魚類長期保存，便採用
這些方法。

竹蚌 Razor Clam

從挪威到西班牙的大西洋沿岸，以及地
中海部分區域，都能發現其蹤跡。肉質
介於蛤蜊和龍蝦之間，並帶有香味。

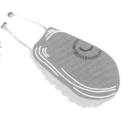

鮭魚 Salmon

常出現在聖誕節、復活節的特殊料理中。可做
成醃漬鮭魚（Gravlax），是將鮭魚用砂糖、鹽、
蒔蘿等醃漬而成的北歐式料理，主要在節日或
派對上自助式的 Smorgasbord[1] 中會出現。

[1] 斯堪的納維亞式自助餐，會包含不同的冷菜和熱菜。

蝦子 Shrimp（明蝦 Rakor）

北歐國家中，挪威、瑞典、丹麥會在義
大利麵、沙拉、三明治、派等料理中，搭
配各種蝦子享用，最具代表性的是鮮蝦三
明治（Raksmorgas）。位於丹麥的斯卡恩
（Skagen）便以蝦子而聞名。

Meats

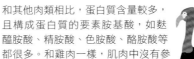

牛肝、牛血
Liver, Blood Padding

能有效補充鐵質與維他命 A 和 B，對
於從事狩獵的北歐人來說，是度過日照
時間短的漫長冬季時很重要的食材。可
將牛肝烤來吃，或加入馬鈴薯做成肉丸
品嘗；加工成抹醬，塗抹在麵包上，再
搭配醃漬小菜或果醬等來享用。凝固成
厚火腿形狀的牛血，可放入塗抹奶油的
平底鍋中煎烤，再搭配越橘果醬品嘗。

馴鹿肉 Reindeer

橫跨挪威、瑞典、芬蘭與俄羅斯一帶薩米地區的薩米人，
長久以來都會食用馴鹿肉，由於脂肪含量比牛肉或豬肉少，
十分有益健康。現今在北歐則為幾個地區的特色料理，通
常會做成簡單的油炸料理。馴鹿和梅花鹿類似，但後味更
甜且滑順，有著鮮明的野生鹿類風味。油脂少且軟嫩，尤
其是用烤箱慢慢烤至不過熟的狀態時，最為美味。

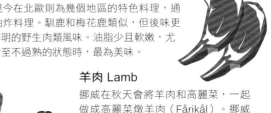

火雞 Turkey

和其他肉類相比，蛋白質含量較多，
且構成蛋白質的要素胺基酸，如麩
醯胺酸、精胺酸、色胺酸、酪胺酸等
都很多。和雞肉一樣，肌肉中沒有參
雜脂肪，味道清爽且易消化。脂肪
的熔點為三十一至三十二℃，吸
收率高。膽固醇含量為家禽類
和畜產類中最低，也是肉類
中熱量非常少的一種。北歐
常用來做成聖誕節的主菜。

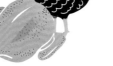

羊肉 Lamb

挪威在秋天會將羊肉和高麗菜，一起
做成高麗菜燉羊肉（Fårikål）。挪威
的 Villsau 是野生羊種，一年四季都會
食用野草、香草、灌木或海藻，因此
有著獨特風味。Villsau 羊肉會用於北
歐各種傳統料理中，像是 Pinnekjøtt
或 Fenalår。Pinnekjøtt 是將用鹽醃
漬並風乾的羊排，放在白樺木上蒸熟；
Fenalår 是用鹽醃漬的羊腿，皆為聖
誕節時會吃的傳統料理。

全世界的食材
>>> 西班牙

●
Meats

西班牙火腿 Jamon

不經煙燻，加鹽醃漬後直接乾燥的生火腿。用吃橡實長大的伊比利黑豬後腿製成，可切得如紙片一樣薄，再搭配哈密瓜或無花果品嘗。依不同的種類或產地，可分為「伊比利亞火腿」（Jamon Iberico）和「塞拉諾火腿」（Jamon Serrano）。

西班牙臘腸 Salchichon

又稱作 Salchichon de Vic，中間有胡椒粒、風味強烈。將豬瘦肉背脊部位的培根，加入鹽和胡椒調味，至少熟成四十八小時，放入用公豬腸子做成的外皮中，再吊掛乾燥，以形成獨特風味。

西班牙香腸 Chorizo

製作完火腿後，將剩餘的肉切碎，加入大蒜、辣椒粉、鹽、胡椒、甜椒與其他香辛料等混合，調味後進行乾燥或煙燻，做成能長時間保存的香腸。經過乾燥和保存的過程，會稍微發酵，就會出現酸味並帶點辣味。

香腸 Salchicha

在細的腸子中，放入用鹽、辣椒等調味的豬絞肉。由於是煙燻製成，能完整保留肉類特有的味道。

●
Seafoods

沙丁魚 Sardines

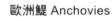

骨頭鬆軟且帶有銀色光澤的沙丁魚，放入特級初榨橄欖油中醃漬，再做成罐頭保存食用，或將新鮮沙丁魚用鐵網烤後，稍微調味再品嘗。

歐洲鯷 Anchovies

外觀類似常見的鯷魚（日本鯷），可用鹽醃漬後做成醬料，用大蒜和橄欖油醃漬做成的 Boquerones，則會搭配紅酒一起品嘗。

卡馬龍白晶蝦 Camaron

主要產於西班牙最南端的海岸城市加的斯（Cádiz）的一種小蝦，僅用鹽調味就很美味，在路邊也很容易就能買來享用。

魷魚 Squid

會用於各種西班牙料理中，而魷魚墨汁的獨特味道和顏色，也常用來做成醬汁或料理。加泰羅尼亞（Cataluña）多會做成飯類或義大利麵，尤其又以墨魚飯（Arroz Negro）最具代表性。

鹽醃鮪魚 Mojama

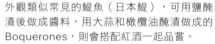

將鮪魚中段肉洗淨，加鹽醃漬，再放入水中漂洗，最後風乾。帶赤褐色的色澤，並有獨特風味。很適合搭配橄欖油，切成薄片再與切碎的番茄和杏仁一起享用。

蝦子 Shrimp

無論在哪個國家都很受歡迎的食材，西班牙的代表性料理中，也絕對少不了它。如塔帕斯（Tapas）、稱作 Cazuela 的鍋物料理，或叫作 Pintxos 的小食串等，都會利用這項食材。

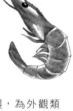

馬介休 Bacalao

指用鹽醃漬風乾的鱈魚，為西班牙巴斯克（País Vasco）名產，當地以捕獲鱈魚而知名。做成料理時，至少需浸泡三十六小時，以去除鹽分，需花費不少功夫。

章魚 Octopus

此為海產豐富的加利西亞（Galicia）地區具代表性的名產，Polpo a La Gallega 這道料理，原文即「加利西亞的章魚」之意，是將煮過的章魚，撒上鹽、橄欖油和紅椒粉，是西班牙地區常見料理。

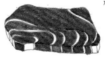

翅鯊 Cazon

主要可在大西洋捕獲，為外觀類似鯊魚的魚類。有嚼勁且 Q 彈的魚肉屬極品，味道近似於鮟魚。在西班牙，會將其沾上薄麵衣，炸得酥脆後撒上鹽，再搭配番茄和檸檬。

Cheeses

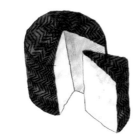

曼徹格起司 Manchego

曼徹格地區出生六十天至兩年的羊，取其羊奶所製成；這裡也是唐吉訶德的故鄉，有著風車的荒地拉曼查（La Mancha）。西班牙內陸地區的起司較堅硬且味道濃郁，曼徹格起司依熟成時間而有不同種類，味道也不太一樣。

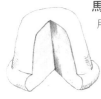

馬托起司 Mato

用牛或山羊奶製成的起司，完全不加鹽，和加泰羅尼亞地區的里考塔起司質感類似。主要會搭配蜂蜜，當成甜點享用。以蒙特塞拉特山（Montserrat）產的最有名。

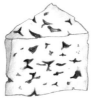

伊迪阿扎巴爾起司 Idiazabal

不經低溫殺菌、用羊奶製成的加工起司。使用巴斯克和納瓦拉（Navarra）兩種品種的羊 Latxa 和 Carranzana 的羊奶所製成。

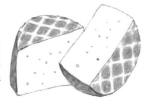

藍紋起司 Queso Azul

青黴菌發酵而成的一種起司，在加利西亞地區非常知名。沿著起司紋路，可以看到淡淡的青色黴菌。

Vegetables

番紅花 Saffron

有著獨特香氣，即使泡水稀釋成十萬倍，也同樣有染成黃色的效果。用於料理通常是為了染色，而非呈現香氣。一朵花只有三個花柱，由於採收不易，價格非常高。西班牙海鮮燉飯就是使用番紅花來上色。

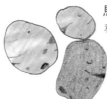

番茄 Tomato

為西班牙主要農產品，甚至在布尼奧爾（Buñol）還會舉行番茄大戰（La Tomatina）的慶典。在安達魯西亞（Andalucía），常用來做成番茄冷湯（Gazpacho）。

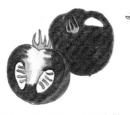

橄欖 Olive

西班牙為世界最大的橄欖生產國，其中又以安達魯西亞產的頂級橄欖果實最有名。西班牙會將橄欖用醋醃漬後品嘗，從沙拉到所有料理，一定都少不了橄欖。

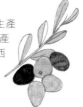

朝鮮薊 Artichoke

原產於地中海沿岸，開花前便將嫩花苞摘下。在巴塞隆納（Barcelona），主要會當成開胃菜。可放入鹽水中醃漬後，再烤或油炸，也會做成罐頭。

大蒜 Garlic

在西班牙，經常於食物中加入大蒜，例如將大蒜磨碎和麵包一起食用，最具代表性的海鮮燉飯（Paella）中也有大蒜。而加泰羅尼亞的橄欖油香蒜義大利麵（Aglio e Olio），就是使用大蒜和橄欖油做成的醬汁。

馬鈴薯 Potato

和馬鈴薯有著深厚淵源的西班牙，也有不少相關料理。像是填入滿滿馬鈴薯的西班牙蛋餅（Tortilla Española），以及用很辣的紅椒做成的炸馬鈴薯 Patatas Bravas 等。

大蔥 Calcot

白色部分較長且粗的一種洋蔥。大蔥要烤得焦黑才美味，用炭火烤過後，堆放在能保溫的瓦片上，食用前剝掉焦黑外層即可。

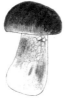

牛肝菌菇 Hongo

也就是義大利文的 Porcino，西班牙人則稱它 Hongo。西班牙北部聖塞巴斯提安（San Sebastián）常吃的 Hongo，則是指香菇；在西班牙，牛肝菌菇幾乎等於香菇的代名詞，可見其人氣之高。

西班牙小扁豆 Spanish Pardina Lentil

因兩面凸起的模樣就像鏡片（Lens）般而得名。有著堅果的風味，可以將小扁豆直接加在沙拉上，或將泡開的小扁豆加入馬鈴薯、牛肉、洋蔥等，做成扁豆湯（Lentejas）。

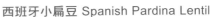

全世界的食材
>>> 義大利

● Vegetables

芝麻菜 Rucola

產於地中海的芝麻菜屬（Eruca）一年生草本植物，常用於義大利料理中。法文為 Rocket，英文則為 Arugula。味道香濃並略帶苦澀，特色是有類似芥末的嗆鼻香氣。可以和味道柔和的蔬菜一起拌成沙拉，或加上帕馬森起司也很不錯。

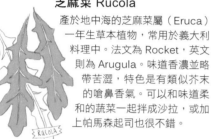

羅勒 Basil

其名是從希臘語中有「國王」之意的「Basileus」而來，具有優秀香氣，曾作為王宮的藥材、藥膏。葉子有清新香氣並略帶辛辣，葉子和莖都可用來料理。製作番茄醬汁時，最後再將羅勒切碎加入，即可去除海鮮腥味，讓味道更清爽。以義大利利古里亞（Liguria）所生產的羅勒品質最佳。

香薄荷 Savory

香氣不輸百里香、馬鬱蘭、迷迭香，為帶有刺激性辣味的香味植物。胡椒還未傳到歐洲前，會使用香薄荷去除肉類腥味。現在也常用來代替胡椒，有「Pepper Herb」的別稱。在義大利會將香薄荷和奧勒岡、百里香、迷迭香等混合做成綜合香料。

刺菜薊 Cardoon

數千年來受到地中海沿岸各國喜愛的食用植物，種植型態類似芹菜，不同在於可生食，煮熟後會更軟嫩、風味更細膩。義大利北部會搭配橄欖油、歐洲鯷、奶油做成的香蒜鯷魚熱沾醬（Bagna Cauda）一起享用。

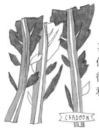

聖馬爾扎諾番茄
San Marzano Tomato

在加工用的番茄中，被稱為最高級品種，栽培於義大利拿坡里附近的維蘇威火山（Monte Vesuvio）的火山盆地。火山土壤含有豐富礦物質，番茄能充分吸收土地的肥沃養分與溫暖陽光，誕生無與倫比的美味。調和甜味與酸味，加熱後就能釋放最棒的味道。

鼠尾草 Sage

屬唇形科多年生的草本植物，風味強烈並略帶苦澀。Sage 一詞是從「健康和治療」之意而來。主要使用葉子和柔軟的莖，最常當食材的是三色鼠尾草（Tricolor Sage），具怡人的香氣，並帶有刺激性的味道。鼠尾草會用來搭配起司、香腸、家禽類料理，由於香氣強烈可能掩蓋其他風味，因此只要使用極少量即可。

紅捲萵苣
Lolla Rossa

原產地為義大利，Rossa 為義大利語中「如同薔薇般紅豔」之意，紅色系的萵苣稱作 Lolla Rossa，綠色系稱為 Rossa。葉子中心為綠色，邊緣是亮紅色且有捲曲皺摺。能促進新陳代謝，有治療感冒、支氣管與解熱的效果。

義大利菊苣
Treviso

菊科苦菜屬的一種義大利蔬菜，又稱紅葉菜。在義大利的特雷維索（Treviso）大量種植，因此而命名。含有山萵苣苦素（Intybin），能促進消化並強化血管系統，控制糖尿病也有效果。葉片比高麗菜嫩，特色是有隱約的苦味，嚼起來非常清脆。可和其他略帶苦味的蔬菜一起做成沙拉，或當成包裹飯和肉的蔬菜。

馬鬱蘭 Marjoram

義大利料理和肉類料理中絕對不可少的香辛料，會利用在香腸、沙拉、魚類料理、濃湯等。葉子中含有鐵質、鈣質、維他命 A 和 C，還能防止植物氧化。常和百里香一起加入羊肉、鴨肉中，可去除腥味。

茴香 Fennel

生長於歐洲和亞洲的一種藥草，香氣和蒔蘿類似，莖可用來料理，籽則做成香辛料，用來去除魚類料理的腥味及平衡油膩感。細根和粗根皆可食用，從莖、葉、黃花到籽，所有部分都可食用。

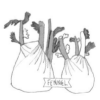

奧勒岡 Oregano

廣泛用於地中海飲食中，有怡人香氣並能助眠。白色或粉紅色的花可以食用，葉子觸感柔軟，會加入沙拉或義大利麵中。BBQ 為了呈現強烈辣味與木頭香氣，會將其磨成粉末再撒上。用量過多的話，料理會失去本身的味道，建議使用在主材料風味強烈的料理上。

Cheeses

莫札瑞拉起司 Mozzarella

原產地為義大利，現在是全世界最普遍的一種起司。因為製作過程中有延展拉長的步驟，具非常高的延展性。水分含量很高，質地非常軟，原本是用水牛乳製作，隨著需求增加，漸漸改用牛乳製作，目前不少國家皆有生產。

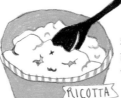

里考塔起司 Ricotta

以乳清為原料做成的義大利起司。Ricotta 在義大利語中有「再烹調」之意，製作起司時，通常第一個步驟是將牛奶加熱，而要製作里考塔起司，則要將收集的乳清再次加熱。特倫提諾 - 上阿迪傑（Trentino-Alto Adige）大區在做義大利麵疙瘩時，也會加入里考塔起司代替馬鈴薯。

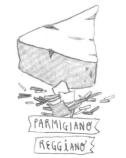

格拉娜・帕達諾起司 Grana Padano

和帕馬森起司類似。一一五〇至一二〇〇年代，就有許多起司製造業者開始製作，到了一四七七年，已成為義大利最知名的起司。通常會將前一天與當天早上擠的牛奶混合做成起司，這款起司適用原產地名稱保護制度，因此生產地主要限於艾米利亞 - 羅馬涅（Emilia-Romagna）、倫巴底（Lombardia）、威尼托（Veneto）、皮埃蒙特（Piemonte）四個區域。

古岡左拉起司 Gorgonzola

利用黴菌製成的義大利代表性軟質起司，外表是象牙色，並布滿細細的綠色斑紋，味道略鹹，具刺激的味道。利用牛乳製成，熟成後的製品表面會覆蓋一層接近橘色的紅色外殼，裡側由於有青黴的緣故，呈灰與綠色的混合。

帕馬森起司 Parmigiano Reggiano

在義大利被稱為起司之王，將凝乳加熱後擠壓製成，一般需要兩至三年的熟成時間。特色是水分含量少，發酵後會做成圓筒狀來熟成。由於是硬質形態，品嚐時會分成小塊或製成粉末狀。

Meats

義式培根 Pancetta

義大利全區皆有生產，將豬腹部的肉用鹽醃過所製成，並會依義式培根的種類和重量，再置放八至十五天。為了提出天然風味，還會在鹽中加入各種香辛料。販售時，傳統上是將其捲成一大塊，偶爾也會攤開。

沙拉米 Salami

義大利式的乾香腸，將豬油加入牛和豬的里肌肉中，放入大量鹽和香辛料，調味得重一些，撒上萊姆酒後，再進行風乾。不使用煙燻法，而是長時間低溫乾燥並懸掛起來，仔細保存可存放兩年以上。摸起來有彈性而不硬，味道會較好，可切成薄片當作法式迷你點心的材料，或當成下酒菜。

帕爾瑪火腿 Prosciutto

義大利北部地區的帕爾瑪（Parma）所生產的火腿。該區使用栗子和乳漿所飼養的豬肉呈紅褐色，肉質結實且密度高。調味並用鹽處理後，不經煙燻過程，放在空氣中熟成。主要會切薄片當開胃菜，火腿外皮則會用來加入濃湯中提味。

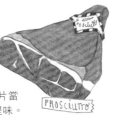

全世界的食材
>>> 印度

●
Spices

小豆蔻 Cadamon
一種薑科植物，乾燥的果實大致可分成黑豆蔻與綠豆蔻兩種。印度自古以來就會拿來當成香辛料或藥用。味道如同薑一樣辛辣、略帶苦味，會有少許甜味。是咖哩和印度奶茶中不可或缺的材料，用來提出辛辣味。

番紅花 Saffron
全世界最昂貴的香辛料，一朵花只能採收到極少量的番紅花，並且都要以人工方式進行，因此有人說番紅花如同黃金般昂貴。番紅花為鮮豔的黃色，有著獨特香氣、苦味與甜味。使用番紅花做的海鮮燉飯、馬賽魚湯、米蘭式燉飯等，都略帶苦味並具金黃色澤。

芫荽 Coriander
全世界都會使用的香草，其中以泰國、印度、中國、歐洲更是頻繁。有獨特香氣，讓人對它的喜好分明。包含葉子到根都能使用，葉子有著辣辣的香氣，乾燥的籽有甜辣的柑橘味與香氣。東南亞一帶較常拿來生食，西方國家則較常使用籽。

薑 Ginger

最廣為人知的香辛料之一，特色是有麻辣味與清爽的木頭香。兩千年前在中國被當成藥草使用，能去除肉類或魚類腥味，也會用於麵包、蛋糕、餅乾、果醬等甜點中。

羅望子 Tamarind
印度的各式咖哩與酸甜醬幾乎都會加入，也會將羅望子做成醃菜或瓶裝罐頭。熟透的羅望子帶有酸甜味道，為少數印度的鹹或甜料理都能使用的食材之一。

肉豆蔻＆肉豆蔻皮 Nutmeg & Mace
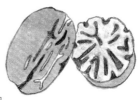
從肉豆蔻樹上結出如杏核般的果實，將果實的籽和籽的假種皮當成香辛料使用。果實的籽就是肉豆蔻，包覆住種籽的網狀假種皮則是肉豆蔻皮。肉豆蔻皮依不同的乾燥程度，會從紅色漸漸變化成褐或橘色。肉豆蔻和肉豆蔻皮香氣和味道類似，但肉豆蔻皮的刺激性、甜味或苦味較輕且香氣溫和。肉豆蔻主要用於甜的料理，相反地，肉豆蔻皮則用來去除肉類、魚類料理腥味，以及增添風味。

咖哩葉 Curry Leaves

原產於印度的咖哩樹，主要種植在印度南部，每戶人家至少都會種一棵咖哩樹。摘下葉子就能用於料理中，是很重要且常用的香辛料。外觀類似月桂葉，為亮綠色，並散發類似柑橘類的香氣。

肉桂 Cinnamon
和胡椒、丁香合稱為世界三大香辛料。將新長出樹枝的柔軟樹皮乾燥製成，全世界有非常多的種類。具有帶清涼感的獨特香氣與甜味，東西方所有的料理都能使用。如果想要有濃一點的肉桂香，建議購買肉桂棒較佳，肉桂粉的味道和香氣較容易散失。

芒果粉 Amchur
採收未完全熟透的青芒果，將果肉用日光晒乾製成的印度香辛料，在印度傳統市場很常見。帶有清爽香氣，在南亞和東南亞很受歡迎，會用來增加料理的酸味，或使肉質變得軟嫩。

蓽拔 Long Black Pepper
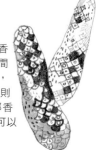
亞洲包含印度在內主要使用的香辛料，會用於醃菜或需要長時間燉煮的料理中。具香甜的香氣，一開始的味道類似胡椒，後味則像肉豆蔻或肉桂般，有著濃郁香氣及麻辣味，會刺激舌頭。也可以用攪拌器磨碎後，取代胡椒。

八角 Star Anise

八個稜角被堅硬果皮裹住的模樣，就像星星一樣，因此稱作 Star Anise。乾燥的八角果實有著紅褐色外觀，可以整顆或磨碎後使用。強烈且獨特的香氣能去除腥味，常用在肉類料理中。

芥末籽 Mustard Seed

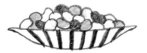

可分成白色、棕色、黑色，白芥末籽味道最溫和，棕芥末籽稍辣一些，並有少許苦味，黑芥末籽顆粒最小、味道最辣。一般常用的芥末醬，為白芥末籽加上薑黃粉；第戎芥末醬則是用棕芥末籽或黑芥末籽，味道較為強烈。

黑種草 Nigella

種植在亞洲和中東一帶，印度、埃及、希臘與中東地區會將其籽乾燥後，整顆或磨碎當成香辛料使用。特色是帶有草莓香氣，有和肉豆蔻相似的麻辣味，稍微炒過後，香氣更加豐富。

石榴籽 Anardana

將石榴的籽風乾而成，雖然可將黏稠的籽整個拿來使用，但主要會磨成粉加入咖哩、酸甜醬或香辛料中，來增加酸味。一般家庭會直接將石榴晒乾製成。

阿魏 Asafoetida

除了印度，幾乎不太為人所知的香辛料，是生長在印度田野間類似茴香的植物，採取其樹液而來。開花之前，將莖切斷採集樹液，凝固成的硬塊有著難聞惡臭，並散發硫磺味。在印度和東南亞會當成料理的副材料，一般來說會磨成粉使用，印度主廚更常稱它為 Hing。加入料理中會有強烈的洋蔥和大蒜味，少量使用即可。

薑黃 Turmeric

新鮮的薑黃和芥末有嗆鼻的強烈味道，並帶些許的胡椒香氣。乾的薑黃也有相同風味，但時間愈久，味道和香氣就會愈少。薑黃的根為淺橘色，散發刺激味道時為最佳狀態。大部分的印度料理都會使用新鮮薑黃，很早就開始用來當成治療用的藥物。

罌粟籽 Poppy Seed

比芝麻顆粒小，也稱作楊貴妃籽，咀嚼時會有劈劈啪啪爆開的口感，常用在各式料理的香辛料。印度產的罌粟籽為奶油黃色，土耳其產的為褐色，歐洲則為灰色。熟至黑色的籽常用在麵包或蛋糕中，印度主要用於肉類或魚類料理中。由於帶有堅果類香氣，常和其他香辛料混合做成醬汁。

月桂葉 Bay Leaves

有著突出香味，大部分能刺激食欲的料理，都會用月桂葉來煮高湯或醬汁。直接將新鮮月桂葉乾燥，就能做成香辛料。生的葉子會有些許苦味，乾燥後則會消失，還能增添甜味與香氣。月桂葉獨特的香味能有效去除肉中腥味。

孜然 Cumin

味道強烈幾乎能蓋過其他香辛料的香氣，特色是有嗆鼻的香氣與辣味。會使用籽和粉末狀兩種，籽為扁平細長的橢圓形，由於粉末的香氣馬上就會散失，一次購買少量為佳。

葛縷子 Caraway

歐洲、亞洲和非洲等地大規模栽種的代表性香草。可直接使用或稍微壓碎再使用，主要用來增添食物中的甜味。帶有刺激香氣與苦味，為印度基本醬料瑪撒拉（Masala）中的必備材料，也會用來製作蛋糕、麵包、餅乾等。

印度藏茴香 Ajowan

印度廣泛使用的香辛料之一，外觀非常像孜然籽，並連接著像羽毛般的「尾巴」。果實會從駝色變成褐色，新鮮果實還會帶點黃色。有像百里香般強烈的味道，不會直接將種籽加入食物中，而是先炒或炸過再使用，味道和香氣會變得更柔和。

葫蘆巴 Fenugreek

在印度被當成藥用或食用，籽中含精油[2]成分，性質溫和、能解毒。葫蘆巴可分為三種用途，乾的葉子為香草、籽為香辛料、新鮮葉子與新芽可當蔬菜。主要會將籽或粉末用於各種料理中，像是咖哩、酸甜醬、醬汁等。

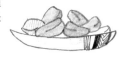

[2] 從植物的葉子、莖、果實、花、根中，取得帶有香氣的揮發性油脂。

茴香籽 Fennel Seed

帶有香甜清爽的味道，能去除魚類腥味、肉類的油膩感與腥味，並增添風味。使用之前，先放入乾鍋中炒，更能感受到茴香籽的甜味與豐富香氣。在印度又稱作 Saunf，用餐後也會咀嚼茴香籽，來讓口中變得清爽。

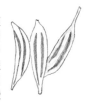

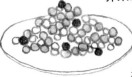

全世界的食材

>>> 日本

●

Seafoods

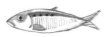

沙丁魚 Sardine

肉質和骨頭都很柔軟，二月時沙丁魚會有滿滿的魚卵，是最美味的季節。整隻烤來吃最為常見。和沙丁魚相關的習俗是「柊鰯」，指立春將近時，在柊樹的樹枝插上烤過的沙丁魚或魚頭，並掛在玄關，據說其散發的味道能趕走壞運。

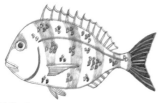

鯛魚 Snapper

有著白色魚肉且味道清淡，骨頭較粗，很容易和魚肉分離。依據不同顏色可分為真鯛、紅鯛、黑鯛、黃鯛等，其中以真鯛為上品。鯛魚雖然是高級魚種，但對日本人來說是很熟悉的魚類，從頭到尾有各種吃法，像是生魚片、握壽司、燒烤、燉煮、湯汁等。也可做成家常料理，加入蘿蔔和醬油燉煮成鯛魚煮。

竹筴魚 Horse Mackerel

日本九州知名的特產，味道比鯖魚溫和，在全日本廣受喜愛。由於在太平洋強大的潮流中洄游，脂肪含量低。可做成生魚片，或洗淨後用醋醃漬。

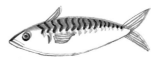

鯖魚 Mackerel

Omega-3 脂肪酸的代表性食物，是日本、韓國、中國常見的魚類。味噌鯖魚是利用味噌做成的燉煮料理，常當成家常料理的配菜。新鮮鯖魚可做成生魚片，或用鹽充分醃漬後，泡入醋中熟成，做成醋漬鯖魚。

海膽 Sea Urchin

外殼有許多棘刺，我們食用的部位為產卵期的卵巢。依漁獲時期，味道和顏色也略有不同，紅色海膽籽具甜味，可沾醬油生吃；味道清淡的白色海膽籽，則是蒸過後拌飯品嘗。儘管處理和保存不易，因為其鮮味和香氣，常作為高級壽司的材料。

章魚 Octopus

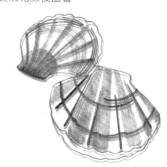

在名古屋日間賀島周邊，可看到利用魚貝類做的各種料理，其中又以章魚做的燒烤、飯、醋物等特別有名。章魚也是大阪代表性小吃章魚燒的主材料。加入蘿蔔一起煮，是日式的燉煮方式，如此可品嘗到軟嫩的章魚。

魷魚 Squid

日本有萊氏擬烏賊（軟絲）、長槍烏賊、墨魚、北魷等，種類多樣，從淺海到深海，分布非常廣泛，魷魚是便宜又美味的魚種。日本福岡一帶的魷魚刺身，是充滿匠人精神的料理；將魷魚頭部切成如紙片般薄的刺身，腳的部分可油炸或鹽烤。

扇貝 Scallop

日本青森縣的扇貝最有名，這裡的扇貝幾乎沒有腥味，特色是鮮味中同時帶有甜味。中間大大的貝柱，可生食或乾燥後品嘗。

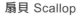

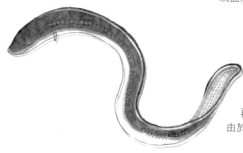

海鰻 Pike Eel

稱作海中的鰻魚，特色是口味清淡且帶甜味。和淡水鰻一樣，血液中可能有毒，建議烹調後再食用。可以塗上醬油醬汁燒烤後，做成蓋飯，由於有不少小刺，最好煮湯或燉煮軟爛後品嘗。

Vegetables

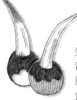

慈姑 Arrowhead

生長於冬天，外皮為青色，白色的苦味較重。球莖可蒸或燉煮食用。日本在年終吃的御節料理中，慈姑是常用食材之一。

蕪菁 Turnip

通常只有拳頭般大小，有白色、紅色或紫色，主要採用燉煮方式。由於甜度高，生吃也毫不遜色。

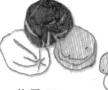

梅子 Plum

將熟至黃色的梅子用鹽醃漬，做成日本代表性的醃漬食品「梅干」。將梅子放在陰涼處反覆風乾、醃漬的過程，會產生其獨特香氣與風味，是很優秀的配菜，日本的餐桌上絕對少不了它。

山葵 Wasabi

從十六世紀開始栽培，是日本特產，以及辣味的代表。去除綠色外皮後，可直接利用根部，或晒乾後做成粉末。新鮮根部磨成泥後使用，能加強嗆鼻的刺激性香氣與味道。常見糊狀的軟管狀山葵與山葵粉。

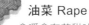

油菜 Rape

愈嚼愈有苦甜味的油菜，在開花前的三到四月，為最佳品嘗季節。加鹽醃漬的油菜稱作「花漬」。

秋葵 Okra

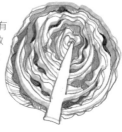

亞熱帶蔬菜，由於長得像女生的手指，又有「Lady Finger」之稱。有黏稠的黏液，在日本，與納豆、山藥一起被歸類為「ねばねば」（nebaneba，形容黏稠食物的用語）的食物群。從初夏到初秋，可將當季秋葵稍微汆燙，做成醋拌秋葵沙拉。

薤 Rakkyo

外觀長得像珠蔥的根，也稱作蕗蕎，鱗莖要選短且圓、小而硬的較好。在壽司店常見醋漬蕗蕎，具有去除魚類腥味與壞菌的作用。

芋頭 Taro

日本人認為芋頭是能招來福氣與長壽的根莖類蔬菜。特色是黏性高且口感鬆軟，可和蓮藕、香菇、胡蘿蔔等一起燉煮。燉煮蔬菜是節日餐桌上不可少的配菜之一。

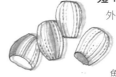

蓴菜 Water-Shield

只能在有千年以上歷史的蓮池或河水中栽培，產季從春天到初夏為止。五月中旬開始發出的嫩芽，就是我們食用的部分，綠色的色澤、怡人香氣與溫和味道可謂上品。主要用來做成醋物或加入清湯中。

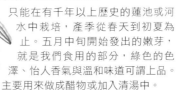

納豆 Natto

以黃豆發酵製成，可直接生吃，有著黏液與獨特風味。可在熱白飯上加納豆、蛋黃、蔥等一起品嘗，是典型的日式早餐。搭配醬油、芥末或山葵醬汁等，用烤過的海苔包起來吃更是美味，不但能去除臭味，味道也更溫和。還可加入湯類、涼拌蔬菜等。

高麗菜 Cabbage

含有豐富膳食纖維，是有益腸胃的健康食物。可做成沙拉或三明治，也是日本傳統料理御好燒，絕對少不了的食材。

茗荷 Myōga

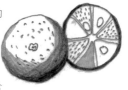

粉紅色圓滾滾的嫩花苞，尚未開花前就要摘下食用。口感清脆且多汁，咀嚼時有像芹菜般的味道，並帶點苦澀。切碎後可搭配沙拉或清湯，也有使用花苞到莖部醃漬成的茗荷竹。

酢橘 Sudachi

有著和萊姆一樣的深綠色，外觀類似柑橘類，是沖繩的特產水果，也是當地人的長壽食物之一。富含維他命 C，有著清爽的酸甜香氣。可搭配魚類料理，或是榨汁後稀釋做成飲料。

水菜 Mizuna

原產地為京都，只要有水和土就能生長。口感清脆，可包裹飯或肉品嘗，其特有香氣能去除肉類腥味。除了搭配鴨肉及牡蠣料理，也可用來燉煮或醃漬，主要搭配火鍋等湯料裡。

山椒 Japanese Pepper

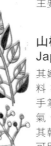

其嫩芽和果實可當成香辛料；其嫩芽稱作木芽，以手掌拍打，會散發獨特香氣，可當成清湯的配料。其乾燥粉末稱為粉山椒，可用來撒在烤魚上。

全世界的食材

● Vegetables

大蒜

中國所使用的香辛料中，最不可或缺的就屬大蒜。其辛辣香氣在料理肉或魚類時，不只有殺菌效果，還可去除腥味，更能提升食物味道。中國北方會直接使用，南方則主要使用其莖和葉子。

竹筍

竹子的地下莖所萌發出的嫩芽，在四到六月間，會產出品質好的竹筍。新鮮竹筍不易長久保存，因此會做成罐頭。中華料理店使用的乾竹筍稱作筍乾，是用淘米水浸泡二至五天，去除雜味後再料理。為了維持竹筍的月牙形狀，料理時主要以油炸或熱炒。

圓生菜（美生菜）

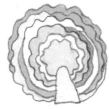

又稱作球生菜或西生菜，主要用來生食，也可拌炒後當成配菜。常用來做成冷盤料理，偶爾會和牛或豬肉一起拌炒。

茄子

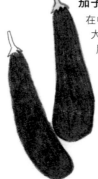

在中國，會加入牛肉、大蒜、豆豉醬，一起用大火拌炒，當成配菜或放在白飯上拌來吃。裹上薄麵衣做成的炸茄子，也是很好的下酒菜。

青江菜（油菜）

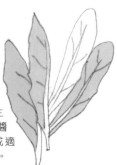

中國南方常吃的蔬菜，葉和莖為綠色，因此命名為青江菜。主要為搭配用的蔬菜，用途廣泛，也可加入蠔油稍微拌炒。在大火上需快速烹調，才能品嘗到清脆的口感與美味。

韭菜

中國長久以來種植的蔬菜之一，葉和莖都能用來料理；韭菜籽在中藥裡被稱為韭子，也可當成蔬菜使用。要以大火稍微加熱才不會變韌，且能享用到更濃郁的香氣。冬季盛產的韭菜，可當肉類或蝦子等海鮮料理的配菜，也是餃子內餡的重要材料。

生薑

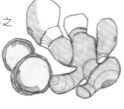

中國最具代表性的香辛料之一，主要是北方料理會使用。可切碎或切絲後放入料理中，也會加油翻炒，製作具香氣的薑油來料理。

苦瓜

有著亮綠色且凹凸不平的表面，苦味很重，會切成小塊再做成料理。苦瓜也稱作 Bitter Melon，通常會加上牛肉、豬肉、雞肉等，再搭配豆豉醬料理，將所有食材的味道充分融合。也可將生苦瓜切斜片，再沾蜂蜜享用。

油麥菜（A菜）

葉片長，味道類似萵苣，在中國是很常見的蔬菜。可生吃或稍微氽燙後沾醬料食用，還能切成適口大小拌炒或煮湯。

花椰菜（西蘭花）

雖然是西方的食材，但在廣東地區迅速被接受，並經常使用。高溫加熱後也不會變色，主要是放入油或水中稍微氽燙後，搭配其他料理的蔬菜來品嘗。

香菜

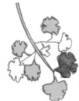

又稱作芫荽，在中國是最受歡迎的香辛料。常用於香氣強烈的肉類或湯料理中，也會在食物上桌時，撒上當配料。

豆角（四季豆）

豆角就是四季豆的莖，中國不只會吃四季豆的豆子，連莖也會一起做成料理。洗淨後，會整個用炒或是水煮的烹調方式。

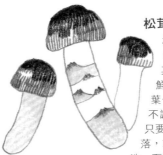

松茸

松茸又叫做松蘑，又有秋季菌中之王的稱號，可見其珍貴的程度。松茸的新鮮度最為重要，還會和松葉一起保存。料理時，為了不讓松茸特有的香氣散失，只要輕輕將旁邊沾到的泥土抖落，或是將底部放入水中稍微洗一下再使用。

木耳

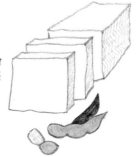

木耳由於長得像人類的耳朵而得名。為寄生在枯木上的菇類，顏色黑、肉質薄且蕈傘大，要柔軟脆口或不軟爛的，才算是好的木耳。主要會加入稀粥形態的料理中，再用大火拌炒。

草菇

夏季盛產的草菇，常見於中國東南部一帶，主要常用來做成廣東料理。外形和一般的香菇略有不同，蕈傘是包覆住整個蕈柄的模樣。屬於口感爽脆的菇類，炒來吃最為美味。

Spices

八角

由八個子房組成，是五香粉的主材料。其香味成分茴香醚，有助增添食物的香氣，需長時間烹煮或燉煮料理時，便會加入八角。

麻椒

山椒的果實，又稱作四川胡椒或花椒，為中國四川地區特產。顆粒長得像大麥果實般小，品嘗瞬間會感受到刺麻的辣味。中式涮涮鍋、各種魚類或肉類料理等都會加入。

陳皮

將橘子果皮乾燥後製成，帶有辣味，也是五香粉的配方之一。能去除腥味、增添風味。陳皮牛肉是加入大量陳皮做成的料理，非常有名。

---

etc.

鮑魚

冬季盛產的鮑魚，和魚翅、海參、魚肚合稱為中國四大海味。含有豐富維他命和礦物質，被認證為健康食物。乾鮑即乾燥的鮑魚，長得像柿餅，表面上有白色粉末。

海蜇

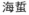

海蜇含有九五％的水分，其他部分則是像寒天或吉利丁般的透明薄膜。幾乎沒有脂肪或糖分，屬於健康食物。海蜇和魷魚一樣，可分成身體和腳兩個部分，在中國主要利用其身體部位，來做成前菜。

海參

由於長得像老鼠，又稱海鼠。可食用的海參可分成無刺的光參，以及有刺的刺參，又可依據乾燥狀態分成乾海參和生海參。中國料理主要使用乾海參，以黑色、有刺且無缺陷的最佳。

豆腐

在中國豆腐有各種吃法，四川會將豆腐拌炒辣味醬料，做成麻婆豆腐。街邊則可品嘗到臭豆腐；東北會將其切薄晒乾後做成豆干，再涼拌或熱炒。還有炸過的炸豆腐，或冷凍後的凍豆腐。

全世界的食材
>>> 法國

●
Vegetables & Fruits

西洋梨 Pears

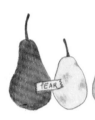

西洋梨和一般圓形梨外觀上略微不同，在法國常會煮熟後做成派塔或蛋糕，較少生食。也會泡紅酒慢燉，或加入香草莢一起熬煮，做成甜點。

葡萄 Grape

法國在地形和氣候上都適合葡萄生長，不僅生產各類葡萄，也有許多相關產品，其中最具代表性的是葡萄酒。直接品嘗時，很適合搭配起司，也可做成果醬或果凍。

蕪菁 Turnip

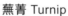

馬鈴薯傳入歐洲之前，蕪菁是當地人最常吃的蔬菜之一。現在一位法國人平均每年吃掉一公斤以上的蕪菁，無論白或粉紅色蕪菁都常食用，連葉子也能做成料理。最常見的是濃湯或燉煮料理，在法國主要做成燉煮、烤或拌炒料理。

細葉香芹 Chervil

法國人很常使用，又稱作法式香菜（French Parsley），也會加入細混香辛料中。味道比巴西里細緻，並隱約帶有甘草與茴芹香氣。味道不明顯，可隨意使用於料理中，特別適合家禽類、海鮮料理或春天的嫩葉蔬菜等。

四季豆 Haricots Verts

又稱作法國菜豆（French Bean），和其他菜豆相比，特色是外皮較軟。夏季盛產的四季豆，有著柔軟清脆的口感，會連外皮一起食用。料理後，仍能維持淡綠色澤。

火蔥 Shallot

法式料理中不可或缺的食材，特色是介於洋蔥和大蒜之間的辣與麻，比洋蔥甜且味道更細緻。法國最常用的一種為法國灰蔥（French Grey Shallot），大部分經典的法式料理中都會加入。

杜多姆綠扁豆 Lentils De Puy

法國首個獲得 AOC 認證的豆子，只在法國中南部特定地區栽種。比一般綠扁豆小，這種綠扁豆因受氣候影響，外皮較薄，比其他品種甜且少澱粉。

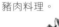

蘋果 Apple

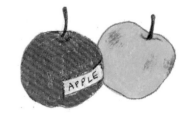

全世界有超過七千五百種以上的蘋果品種，又以原產於法國的 Calville Blanc d'Hiver 蘋果，最適合做成反烤蘋果塔（Tarte Tatin）。其他還有 Delblush、Ariane、Delcorf 等各品種。

細香蔥 Chive

有著與洋蔥類似的細緻香氣，在歐洲和北美一帶的山野間很容易見到，也是細混香辛料的材料之一。細香蔥無須加熱也能品嘗到其香氣，在料理最後，切碎再撒上，或直接放上整株長莖。

乾燥黃菇 Dried Chanterelle Mushroom

又稱作雞油菇（Girolle），乾燥前為杏色，Chanterelle 就是「杏」的意思。乾燥後香氣會變得更好，是很昂貴的食材，有著水果與堅果香氣，適合搭配雞蛋、雞肉、豬肉料理。

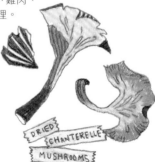

Cheeses & Butter

富勒比起司 Fol Epi

Fol Epi 在法文中有「粗小麥穗」之意。外觀如法國圓麵包般，特色是上方有麥穗模樣作為點綴。作法如同埃文達起司（Emmental），起司上會有大小不規則的孔洞。具豐富水果與堅果香，以及清爽的香氣，質感柔軟，還帶有麥子的風味與些許甜味。

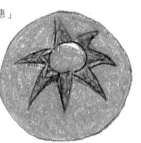

布利起司 Brie

有「起司女王」的封號，在法國很受歡迎。表面被白色黴菌覆蓋，裡面藏有柔軟起司。根據不同的生產者和品牌，外皮厚度或內層的柔軟程度，以及鹹味都會有差異。

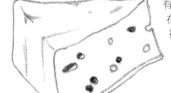

羅克福起司 Roquefort

法國代表性的藍紋起司，也是世界三大藍紋起司之一。為青黴菌均勻分布的羊乳起司，再放入洞穴中熟成；使用羅克福爾青黴菌（Penicillium Roqueforti），也是其名稱由來，這種黴菌被用來製作各種藍紋起司。帶有鹹鹹的氣味及刺鼻香味，味道較強烈，隱約帶有甜味。

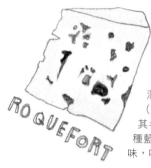

奶油 Butter

法國傳統料理大部分都會使用奶油，常使用有極佳風味的發酵奶油。埃斯科菲耶所制定的法式料理母醬中，也包含了一定會加入奶油的荷蘭醬、天鵝絨醬汁、白醬等。

伊泊斯起司 Epoisse

有著強烈阿摩尼亞的味道，但其甜味、鹹味、香味會融合成和諧的風味，是受歡迎的起司之一。在四週的熟成過程中，會用渣釀白蘭地（Marc de Bourgogne）擦拭起司外殼，因此具有獨特香氣。

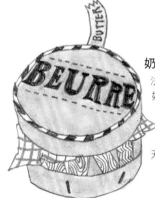

拉可雷特起司 Raclette

為法國起司種類之一，也是一道瑞士料理的名稱。用牛乳製成的半圓形起司，有著偏硬的質地。用火烤至稍微融化後，才能感受到其風味。在瑞士甚至還有拉可雷特起司專用工具，可見其人氣之高。

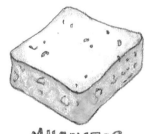

莫恩斯特起司 Muenster

以法語中帶有修道院之意的「Monastère」來命名。以洛林（Lorraine）與亞爾薩斯（Région Alsace）一帶的牛乳製成，放在潮溼的儲藏室中，每隔兩天用鹽水擦拭外殼一次。常會出現在法國起司盤中，或是法式鹹派、歐姆蛋、法式餡餅（Tourte）等料理中。

全世界的食材

>>> 韓國

●

Cereals & Fruits

大麥 Barley

世界四大農作物之一，在韓國是僅次於米的主食類穀物。可做成大麥飯、大麥粥、大麥麵疙瘩、大麥茶、大麥辣椒醬等。最近其生物活性機能重新引起關注，利用大麥做的加工食品的消費也逐漸增加。

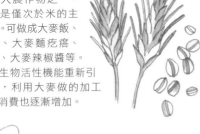

松子 Pine Nut

松樹的果實，含有豐富的油酸與亞油酸，對腦部有益。新鮮松子帶有柔和且微甜的奶油香氣，不加油稍微翻炒，更能提出松子特有香氣。可用來當成各種料理的配料，或磨碎煮成粥。

柚子 Yuzu

維他命 C 含量為檸檬的三倍，對感冒和皮膚美容都有不錯的效果，多汁但酸味重，有怡人的香氣，能做各種不同的料理。韓國會做成袖子醬，當成冬季的茶來飲用。

芝麻 Sesame

使用少量芝麻就能增添料理香氣。主成分芝麻酚具有出色的抗氧化效果。洗淨後，放入乾鍋中翻炒後使用，整顆或磨碎使用皆可。主要會加入粥、糕點、米香餅中。

梨子 Pear

水分和甜味豐富，帶有清脆的口感。果實中能食用的部分約占八〇％，對於支氣管疾病、排便、利尿作用，皆有不錯的效果。可生吃或做成果汁、罐頭、果醬、梨熟[3] 等。含有軟化肉質的酵素，磨碎加入燉排骨中，能讓肉變得軟嫩。

[3] 韓國傳統甜品的一種，以梨、花椒、薑、蜂蜜或糖為材料，加水煮熟而成。

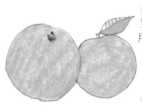

米 Rice

一直以來韓國人的飲食都是以米為中心，也是主要熱量來源的重要穀物。脫去稻子果實外殼後，再將米精製成白米或保有些許外層組織的糙米。最近還可依精米程度分成五分米、七分米、白米等。

五味子 Omija

帶有甜味、酸味、苦味、鹹味與辣味，其中又以酸味最明顯。將乾燥果實泡入冷水中，水會變成紅色，再加入蜂蜜或砂糖當成飲料來喝，也可做成花菜[4] 或泡酒。

[4] 韓國傳統甜品的統稱，將水果、花瓣加入蜂蜜水或五味子水裡製成。

梅子 Plum/Japanese Apricot

梅子為梅花樹的果實，特色是帶有酸味，富含各種有機酸與維他命，其中所含檸檬酸能消除疲勞。屬於鹼性食物，有出色的解毒、殺菌作用，對於腸胃障礙、腹瀉非常有效。主要用來做成梅子酒、梅子醬菜等。

紅豆 Red Bean

通常會和米、大麥、雜穀混合使用，或做成豆沙、羊羹等。紅豆的皂苷成分有利尿效果，維他命 B_1 含量比糙米還多，被當作腳氣病的特效藥。挑選時以深紅色、有光澤和皮薄為佳。

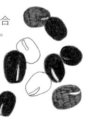

紅棗 Jujube

自古以來就是重要的水果之一，可作為藥用和食用。祭祀或喜慶時，能直接使用紅棗果實，或做成相關糕點。也常當成年糕或料理的裝飾配料，或者乾燥後用蜂蜜醃漬，煮成茶品嘗。

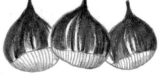

栗子 Chestnut

可生食或煮過再吃，適當風乾的話，甜度會變高。加入蜂蜜、砂糖熬煮，或磨粉做成粥和嬰兒副食品，也會加工做成罐頭、酒、茶等。

Vegetables

人蔘 Ginseng

新鮮人蔘叫水蔘，晒乾後稱作白蔘，蒸過再晒乾則為紅蔘。人蔘有助恢復元氣、增進免疫力、滋養健康，常出現在韓國人的補品中。

大蒜 Garlic

韓食中不可或缺的食材之一，可以直接吃，也能做成各式料理。其成分大蒜素中散發強烈氣味，能去除腥味，讓食物風味更佳。

辣椒 Chili

十七世紀初才傳入韓國，是泡菜中不可缺少的食材，塗抹在泡菜葉上的醃料，也是從研磨辣椒開始。其主要成分辣椒素能阻止腐壞和腥味。韓國用來製作過冬泡菜的辣椒，與美國的 Tabasco 辣醬、日本的鷹爪辣椒相比，辣椒素為三分之一，糖分則是兩倍，能完美平衡辣味和甜味。

桔梗 Ballon Flower / Bell Flower

在中國和日本也很常吃，主要當成藥用，韓國則多用來當配菜。特色是略帶苦味和甜味，且口感清脆。清炒後會用於祭祀，或加入辣椒粉和醋，做成清爽的涼拌菜。

水芹菜 Water Parsley

生長於清澈的水中，具獨特香氣，並且清爽和清脆。除了能解毒，還有清血的效果。韓國主要會做成泡菜，或稍微汆燙，也可直接涼拌。

牛蒡 Burdock

有著爽脆口感的根莖類蔬菜，含有豐富的菊糖，為多醣類的一種，能提高心臟機能，豐富的纖維素可促進排便。可燉煮、蒸、涼拌，做成沙拉、炸物等，加入湯鍋中能品嘗到獨特味道，和豬肉非常搭配。

芝麻葉 Perilla Leaf

含芳香精油成分，是有獨特香氣的極品蔬菜。可去除肉類或魚類的腥味，和萵苣一樣，主要當成包裹飯和肉的蔬菜。也會做成炸芝麻葉、醃菜、芝麻葉泡菜等，或當成香辛料加入涼拌或湯料理中。

蕨菜 Bracken Fern

可謂山菜料理的代名詞，將嫩葉煮過再炒，當成蔬菜來吃，或加入湯品中享用，特別是辣牛肉湯中一定會加。生蕨菜的澀味較重，要仔細煮過再使用。

黃豆芽 Bean Sprouts

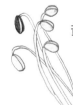

由豆子發芽栽培而成，含有大量的天門冬胺酸，能消除疲勞和解除宿醉症狀。主要會汆燙後拌入醬料，或煮成爽口的湯享用。

沙蔘 Deodeok

和人蔘、桔梗等一樣，含有豐富的皂苷。溫和且無毒性，對於解熱、支氣管炎、哮喘都很有效。主要會烤過再吃，或將新鮮沙蔘撕開調味後，做成配菜享用。

世界美食高峰會
>>> CONFERENCE

現代的廚師不再只是單純在餐廳裡發揮作用，而是以廚師為主軸，集科學家、農夫、社會學者等角色於一身。對於飲食文化發展與未來飲食趨勢進行研究與發表，肩負著這種身分的廚師也愈來愈多。最具代表性的，就是以西班牙為據點舉辦的馬德里融合（Madrid Fusión），以及丹麥與紐約作為據點所舉辦的 MAD 交流會。除此之外，最近世界的美食相關活動中，會藉由廚師發聲，討論飲食文化的發展，並持續籌備能反映意見的管道。

馬德里融合 Madrid Fusión
國際最大的美食活動之一，二〇〇三年由西班牙知名記者何賽（Jose Carlos Capel）創始。超過十年以上，都在西班牙首都馬德里舉辦，目前已成為世界美食業界的重要核心。它已超越單純的美食活動，成為主廚們展現新的技術、料理方法、食材與知識的場合。另外，透過馬德里融合，全世界的餐廳業者還能了解當前和未來的趨勢。由西班牙的主廚們協力將傳統料理高級化，而全世界的主廚及活動參與者，將自己所知的技術與新食材介紹給大家。目前世界各地會舉辦各式美食相關活動，但唯有馬德里融合能持續進化，呈現出新樣貌，並在業界受到矚目。從二〇一五年開始，預計會在菲律賓馬尼拉舉辦。
Web：www.madridfusion.net

MAD 交流會
丹麥語中有「食物」之意的 MAD，是由世界頂尖餐廳 Noma 的主廚雷奈 · 瑞哲彼（René Redzepi），於二〇一一年首次舉行的研討會。不只單純為了廚師們分享烹調方式或食材，而是站在廚師的立場，為了不特定的多數人，針對烹調方式與打造健康的環境進行討論，並提出建議。
Web：http://www.madfeed.co

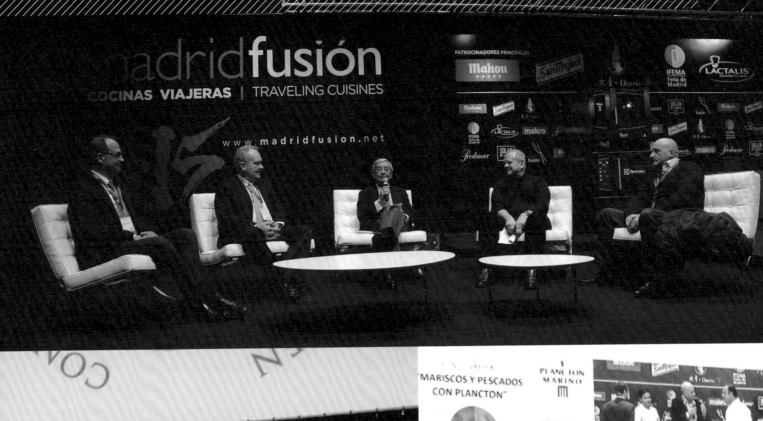

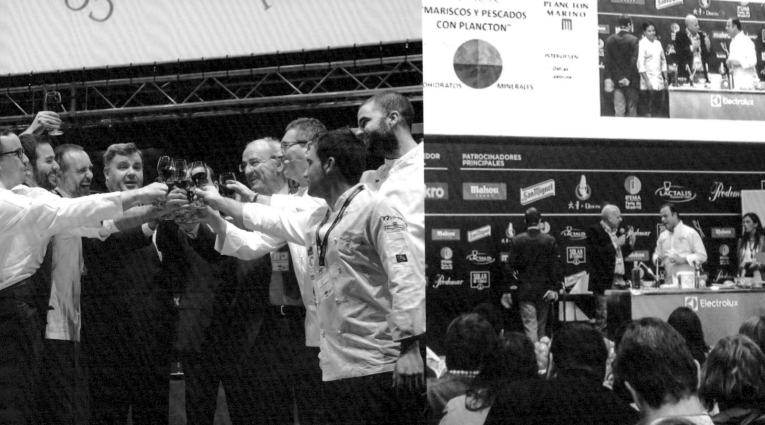

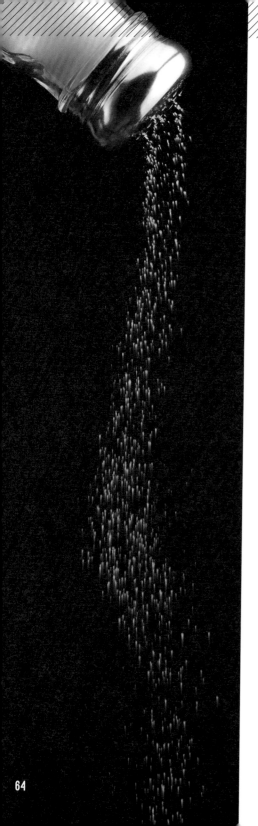

從科學角度來談鹽和水
>>> THE TRUTH ABOUT SALT & WATER

相信許多人都知道，汆燙綠色蔬菜時，要先在水中加鹽，這是十分普及的料理基礎常識。在水中加鹽乃是基於幾個理由，卻沒有多少人了解到底是藉由哪些原理，也不明白為何要這麼做。

首先來談談我們知道的幾個理由，或許會推翻各位所熟知的常識。

1. 烹調時能維持綠色蔬菜的顏色。
2. 烹調時能先均勻調味。
3. 烹調時能預防散開。
4. 鹽能提高水的沸點，並縮短烹調時間。

1. 維持綠色蔬菜的顏色？

在滾水中要維持綠色蔬菜的顏色，與酸度 pH 值或鈣有更密切的關係。如果一定要把鹽當成原因，其實是與微生物相關，破壞顏色的主因就是微生物繁殖的緣故。微生物主要存活於二十至五十度，放入滾水中汆燙的話，大部分都會死亡。因此，就算不用鹽也無妨。由於葉綠素是以鎂離子為中心，形成一個紫質（Porphyrin）環狀化合物，烹調時鎂會被氫離子所置換，形成脫鎂葉綠素（Pheophytin），這就是烹調時的褐變現象，所以是最大的原因。

葉綠素是遇到酸便會不穩定的化合物，在酸性條件下，很容易分解，進行脫鎂作用後成為脫鎂葉綠素。也就是說，水呈酸性便不好，但一般使用的自來水為中性，最近為了健康也有將自來水改成弱鹼性的趨勢。加了鹽的鹽水和酸度並無關聯，仍舊為中性。科學上來說，鹽中的鈉雖然能抑止自然水中的鈣與葉綠素的鎂結合，但我們使用的分量，可見的效果微乎其微。基於這樣的理由，要把水變成鹼性的話，也有人會使用小蘇打，但強鹼會促進維他命 C 的去氫抗壞血酸

（Dehydroascorbic Acid，DHA）氧化，在營養上會有太大的損失，因此不建議這種方法。

2. 能用鹽調味嗎？

一般汆燙時使用的鹽的分量，用四季豆來做實驗的話，可以得知一顆四季豆只會吸收萬分之一克的細微分量，不但人體的舌頭感受不到，更遑論抑止微生物繁殖。世界級主廚湯瑪斯‧凱勒（Thomas Keller）將一加侖的水（約三‧八公升）加入一杯的鹽，調成海水的濃度，如果是這種環境下，就可能有調味的效果。不過，若只是為了調味，每次汆燙蔬菜時，都要加入那麼多鹽的話，其實相當沒有效率。也有一種說法，由於蔬菜中含有非常少量的鈉，水中如果不加鹽，基於滲透壓作用的原理，需注意蔬菜內部的鈉釋放到水中。不過，這也是舌頭區分不出的極細微的量。

3. 烹調時能預防蔬菜散開或變軟爛？

烹調時，如果蔬菜散開或變軟爛的話，其實與鹽無關，單純只是烹調時間所造成。

4. 能提高水的沸點，並縮短烹調時間？

鹽或其他溶質的確能提高水的沸點。水的高沸點，從物理性來看為一種總括性的概念，與構成物質的分子數量相關，而與種類無關；只是隨著微粒子的數量而有所不同，並不是隨著性質不同而有差異。在一公斤的水中溶解一莫耳的鹽，會讓沸點上昇〇‧五二度，一般料理時，會在一公升的水中使用五克的鹽，而要計算氯化鈉的當量，一般在一公斤的水中大約會使用〇‧一莫耳（氯化鈉 NaCl 的物質量為五八‧五克）。氯化鈉完全溶解於水中的話，就會分成帶有陽離子的鈉 Na+ 與帶有陰離子的氯 Cl-，因此一莫耳就會計算出兩莫耳的分子。如同上述，鹽提高沸點只是總括性的概念，只有與分子數量相關，所以：

58.5g/1kg=0.52℃

5.85gx2/1kg=?

用這種簡單公式來計算，就可得出答案為〇‧一〇四度，四捨五入就是〇‧一度。

結論就是一公斤的水中加入五克鹽，沸點會上升〇‧一度，明顯可知幾乎不影響烹調時間。假設使用平均以上的鹽，在一公斤的水中加入十倍的鹽（即五十克），也只會上升一度而已，這對一百度沸水造成的影響，以及將冰涼的蔬菜放入沸水中，造成水溫瞬間降低的影響，兩者相比較下，就會發現前者其實微不足道。也就是說，不要再誤會鹽可以讓水溫明顯上升並縮短烹調時間（以四季豆作為實驗對象）。

總結來說，可以得知汆燙綠色蔬菜時，加入鹽的效果並不大，當然如果不考量效率，使用大量的鹽就會有明顯效果。總之，要不要使用鹽只是一種選擇，我們原本熟知的資訊並沒有那麼大的作用，但也不代表完全沒效果。不過，對於使用鹽的真正原因，以及鹽對蔬菜會造成何種影響，至少要有一定的理解，我覺得這才算是料理。

By 主廚朴武賢

65

製作手工香腸

>>> HOW TO MAKE HOMEMADE SAUSAGE

只要知道基本作法，就能製作各類手工香腸。以下介紹在香腸種類中，算是最簡單的德國油煎香腸。

By 主廚李泰利

材料

豬後腿肉 1kg、洋蔥 1/2顆、大蒜 3瓣、水 1/5杯、牛奶 1/4 杯、鹽 1T、砂糖 1 1/2t、芥末粉 1t，檸檬汁、黑胡椒、巴西里、肉豆蔻粉各少許

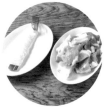

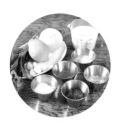

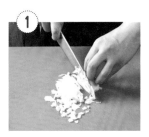

1

將洋蔥和大蒜切碎，豬後腿肉攪碎備用。無須去除脂肪，一起加入能增添特有風味。

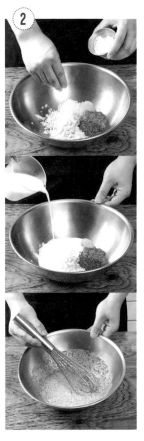

2

將豬肉以外的所有材料混合均勻。

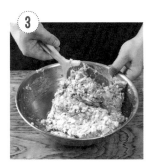

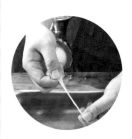

3

將豬肉加入 **2** 中並攪拌均勻。

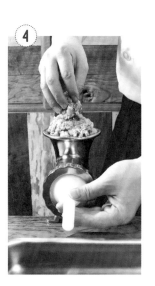

4

將 **3** 填入灌香腸機中，將腸衣套在出口上，就可以開始充填。

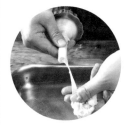

TIP

TIP 1
牛奶不只能去除肉的腥味，還能讓肉質更柔軟。

TIP 2
還可加入香草、玉米、起司、青陽辣椒等食材，做成自己想要的香腸。食材要先切碎再加入。

TIP

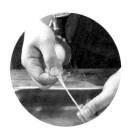

TIP 1
腸衣要完全套到底，才不會脫落。由於腸衣很薄、容易破裂，必須特別小心，可先沾水，就會比較容易套上。

TIP 2
香腸末端需要打結，充填時最前面的部分要預留 5～6cm，最後也要留相同的長度。

TIP 3
充填時要壓住出口前面的部分，才不會產生氣泡。若產生氣泡，香腸口感會不佳，氣泡中還會產生油脂便容易腐壞。

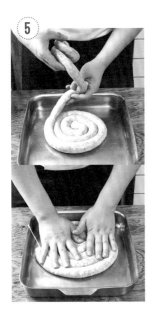

將充填完畢的香腸捲好，用手稍微壓一下，使香腸內餡分布均勻。請注意不要過於用力，以免腸衣破裂。

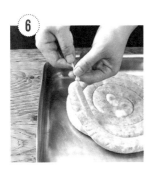

將預留的腸衣末端打結。

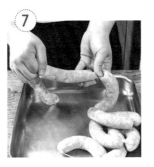

利用兩手拇指抓住希望長度的兩端，再用右手食指將該段繞圈，將香腸分段完成後收好。

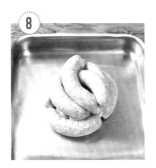

完成的香腸裝入密封袋中，冷凍保存。由於是無添加物的香腸，約能保存一個月左右。

TIP
手工香腸保存法

將香腸放入滾水中煮至全熟後，利用清酒或燒酒擦拭表面，乾燥並密封後，再冷凍保存。經過這樣的處理，酒精成分就能抑制微生物生長。

TIP
手工香腸烹調法

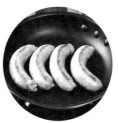

烤

用大火來烤的話，可能會使腸衣破裂，請用小火烤約 15 分鐘。烤手工香腸時，如果劃上刀紋，肉汁可能會從中流出，直接烤好、品嘗前再劃上刀紋為佳。

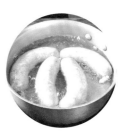

水煮

如果一開始就將香腸放入水中，味道就會流失，因此水滾後再放入，煮約 20 分鐘。火太大的話，腸衣可能會破裂，請以中火來煮。

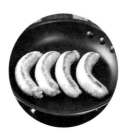

水煎Water Frying

將水倒入平底鍋中至香腸厚度的 2/3 處高，和香腸一起煮，並讓水分蒸發。在水分蒸發掉的平底鍋中，再加熱 2 至 3 分鐘，將表面煎熟。如此能品嘗到香腸爆裂的口感。

牛肉各部位使用方法

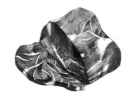

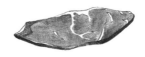

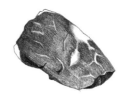

沙朗（里肌）

牧牛時，揮動的鞭子末端所碰觸到的部位。瘦肉和脂肪均勻分布，適度燒烤就能品嘗到肉汁與大理石油花的香氣。

Best way to cook
牛排、肉串、宮廷烤牛肉

前腿肉（前腿）

由運動量多的肌肉所組成，脂肪少但肉汁豐富，特色是香氣濃郁。由於較為堅韌，前腿肉適合長時間加熱處理的料理。

Best way to cook
湯料理、烤肉、肉串

肩胛里肌（前腿）

肩胛里肌的肌肉形狀就如同線團一樣。大理石油花不多，脂肪含量低，因此能品嘗到牛肉的清淡風味。切成薄片來料理，口感很有嚼勁，適合做成生牛肉。用火烤過容易變堅韌，水煮的話，就能變得軟嫩。

Best way to cook
生牛肉、湯料理、烤肉

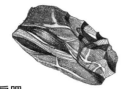

肩胛

為運動量多的部位，脂肪少、肌肉較硬且肉質堅韌，但瘦肉之間的脂肪分布均勻，風味不錯。去掉筋膜後，切成薄片料理，就能品嘗到軟嫩口感。

Best way to cook
燒烤、烤肉、湯料理、絞肉

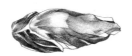

腰內肉

由於牛的運動量大，大致上肉質都是粗糙堅韌。但腰內肉位於腹腔內側，運動量少，因此肉的紋路細緻，肉質軟嫩，大理石油花少，能享用到清淡口味。

Best way to cook
牛排、燒烤、醬煮牛肉

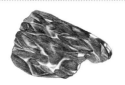

翼板肉（前腿）

肌肉長得像扇子模樣。顏色深且肉汁豐富，稍微烤過也很美味。由於大理石油花和筋膜分布其中，雖然有些堅韌，但愈嚼愈有Q彈的風味。

Best way to cook
燒烤、烤肉

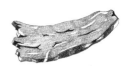

肩小排（前腿）

連接前腿到排骨部位，附著於其上的肉。在前腿中屬於運動量較少的部位，肉質不堅韌，脂肪分布均勻，肉汁也相當豐富。無論切成大塊或是薄片都很適合。

Best way to cook
燒烤、涮涮鍋、火鍋、烤肉、醬煮牛肉

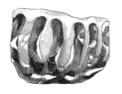

里肌：
肋脊、前腰脊、後腰脊

沿著牛的背脊，從頭部開始可分為肋脊、前腰脊、後腰脊。不同部位的肌肉、筋膜、脂肪的分布也各不相同。肋脊肉的肉汁豐富；前腰脊的大理石紋油花最為豐富，且味道濃郁。後腰脊肉的瘦肉含量多且軟嫩，最適合做成牛排料理。

Best way to cook
燒烤、牛排、烤肉、宮廷烤牛肉

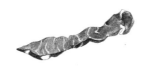

牛臀：牛臀肉、腿庫肉

可分為牛臀肉與腿庫肉兩個部位，牛臀肉為幾乎無脂肪的瘦肉，紋路不粗且軟嫩。腿庫肉位於牛臀肉旁，像棒槌般長長地附著於上，肉汁濃郁，適合做辣牛肉湯，咀嚼起來口感好，也適合做生牛肉（肉膾）。

Best way to cook
生牛肉、烤肉、調味烤牛肉、肉串、肉乾、醬煮牛肉

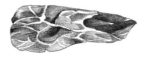

板腱肉（前腿）

覆蓋在肩胛骨上的肌肉，由於是連接骨頭和皮的部位，運動量多，肉質較硬。包覆在表面上的筋膜較厚，一定要去除後再料理。顏色深且肉汁豐富，但肉質較堅韌，需要充分熟成。

Best way to cook
湯料理、烤肉

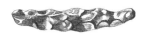

牛頸鏈

一頭牛約只有兩百五十克的牛頸鏈，並且只有兩條，是很稀少的部位。雖然組織較硬，但肉質本身軟嫩，肉汁豐富，帶有香氣且味道清爽。

`Best way to cook` 燒烤

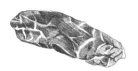

隔膜肉（排骨）

附著在排骨內側的橫隔膜，分切下來整形後，長得就像鞋墊一樣。雖然不是運動量少的部位，但由於脂肪多，能品嘗到牛肉濃郁的香氣。

`Best way to cook` 燒烤

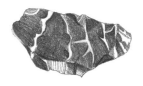

肋間隔膜肉（排骨）

連接排骨和內臟的腰內肉旁的部位，長得就像袖套一樣。和其他部位相比，幾乎沒有大理石油花，中間有柔軟的筋膜，且肉質軟嫩，烤來吃具有獨特的口感。

`Best way to cook` 燒烤

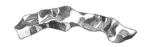

前排邊骨（排骨）

為了取得排骨肉而去除的脊椎或前胸部位，所附著在其上的肉。瘦肉較少且骨頭多，經長時間燉煮，就能做出香濃的高湯。或者將肉仔細剝除，分切後作為燒烤用。

`Best way to cook`
湯料理、高湯、燒烤

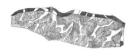

排骨肉（排骨）：胛心排、肋牛排、小牛肋骨

將排骨部位的骨頭去除，瘦肉部分依位置而有不同的名稱。胛心排為前面一至五根肋骨的部分，肌肉纖維偏硬，大理石油花多且肉汁豐富，香氣強烈。可以烤來吃，或將整支排骨切下燉煮、煮湯享用。肋牛排位在中央部位，是排骨中最美味的部分，大理石油花分布廣泛，烤來吃最能感受其美味。小牛肋骨和其他部位相比，瘦肉較少且排骨占比較多，不適合用來烤或燉煮。但放入水中長時間熬煮的話，上面附著的堅韌結締組織就會化開，能熬煮出濃郁的湯頭，常用來煮成排骨湯。

`Best way to cook`
胛心排（燒烤、燉煮、湯料理）、肋牛排（燒烤）、小牛肋骨（排骨湯）

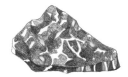

後腿外側邊肉（下牛臀肉）

下牛臀肉部位中，大理石油花和肉汁分布最佳，唯一能烤來吃的部位。肉質口感好，能品嘗到牛肉清淡的口味。

`Best way to cook`
燒烤、生牛肉

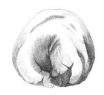

後腿肉心（下牛臀肉）

包覆牛腿骨、附著在牛膝上的後腿肉心，為運動量多的肌肉，帶有濃郁肉香。整塊烹煮，會更加香氣四溢，營養豐富，常用來當成補品。特色是油脂少且軟嫩。

`Best way to cook`
生牛肉、湯料理、烤肉

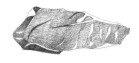

上後腿肉（下牛臀肉）

從後腿肉的上端分離出的部分。和後腿肉相比，有較好的大理石油花，肉的紋理不粗，且肉質較為軟嫩。

`Best way to cook`
湯鍋、燒烤、醬煮牛肉

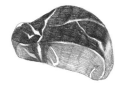

後腿肉（下牛臀肉）

後腿部位中運動量最多的部分。將肉切開能看到如大理石般的油花，肉的紋理間帶有筋膜。由於脂肪多且肉質堅韌，適合用於較多水分烹煮的料理。

`Best way to cook`
燉煮、湯鍋、湯料理、烤肉

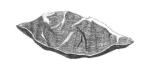

臀尖肉（下牛臀肉）

牛肉臀部上方部位的大塊瘦肉，帶有深紅的色澤，也因此香氣濃郁。雖然肉的紋理看起來粗糙，但肉質柔軟，烤來吃一點也不遜色。

`Best way to cook`
生牛肉、燒烤、牛排、烤肉

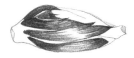

前花腱（牛腱）

稱得上是「前腿的大花腱」，有著清淡且Q彈的風味，由於脂肪含量少且蛋白質含量高，富有牛肉特有的香氣與肉汁。

`Best way to cook`
燒烤、生牛肉、醬煮牛肉、湯料理

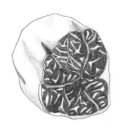

大花腱（牛腱）

幾乎沒有脂肪，肉的紋理粗且硬，一隻牛約只有七百克，算是很珍貴的部位。雖然肉質不嫩，但以豐富濃郁的肉汁及有嚼勁的口感取勝，愈煮肉質愈軟爛。

Best way to cook
湯、生牛肉、燉煮

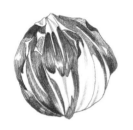

牛腱心（牛腱）

為大腿骨附近的腿肚肌肉，形狀為一整團的模樣。雖然筋膜較多，肉質上不太出色，但這樣的結締組織含有豐富的必需胺基酸與營養素。

Best way to cook
醬煮牛肉、燉煮、湯、湯鍋

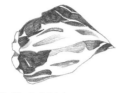

後腱（牛腱）

後腱是從用力較多的後腳大腿部位取得，和前腱相比，肌肉較粗且顏色更深。有著厚厚的筋膜，因此口感較堅韌，充分熟成後，就能品嘗到 Q 彈口感。

Best way to cook
燉煮、醬煮牛肉、湯料理

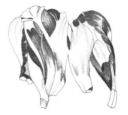

前腱（牛腱）

和後腱相比，前腱紋理較細且香氣濃郁，筋膜較多，且含有較多堅韌的膠質與膠原蛋白組織，放入水中以小火長時間燉煮，膠原蛋白就會變得像吉利丁般柔軟。

Best way to cook
湯料理、燉煮、烤肉

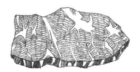

前胸肉（腹脅）

前胸肉為牛往前俯臥時，接觸到地面的腹脅肉，由分層的脂肪和肌肉組成，大理石油花分布均勻，也稱為「牛五花」。

Best way to cook
白切肉、濃湯、燉菜、湯料理

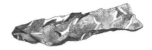

前胸內里肌

從前胸肉分離出的一小部分，雖然肉的紋理較粗，但紋理間有包覆著瘦肉的脂肪，因此大理石油花分布不錯。咀嚼起來有獨特味道，適合燒烤。

Best way to cook
燒烤、湯料理

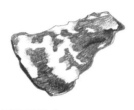

側腹橫肌肉

組成側腹橫肌肉的部位，會隨著牛的呼吸跟著橫膈膜一起運動，筋膜較多且肉的紋理較粗。大理石油花和肉汁都很不錯，因為容易撕開，適合煮至完全軟爛的料理。

Best way to cook
燉煮、醬煮牛肉、湯料理

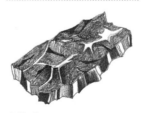

牛腹肉

外觀長得像褶裙一樣，肉質軟嫩，並且肉的紋理間有均勻的脂肪，味道相當協調。

Best way to cook
燒烤、生牛肉

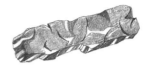

前牛腹肉

雖然肉質較粗，但肉汁豐富。分切時與肉的紋理呈直角方向，再烤來吃就能品嘗到有嚼勁的口感。

Best way to cook
燒烤、醬煮牛肉、湯料理

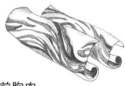

前胸肉

這個部位的肌肉帶有白色且偏硬的脂肪，分切時與肉的紋理呈直角方向，脂肪鑲在瘦肉間看來就像石英。由於脂肪較硬，切成薄片再烤，能嘗到偏硬有嚼勁的口感。

Best way to cook
燒烤、湯鍋、涮涮鍋

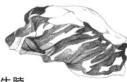

牛腩

為運動量多的肌肉，幾乎沒有脂肪，是肉質很堅韌的部位。由於紋理一致，可順著紋理撕開，能使用在多種料理中。香氣和肉汁都很不錯，久煮過後味道也不會變淡，常用在湯料理中。

Best way to cook
醬煮牛肉、湯鍋、高湯、湯料理

●

其他副產品

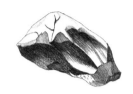

牛心（心臟）
組織較硬且有嚼勁，味道清淡。

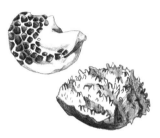

蜂巢肚、牛胃
牛共有四個胃，第一個為牛胃，第二個就稱作蜂巢肚。口味清淡，會用於煮大骨湯、湯鍋、燒烤或熱炒料理中。

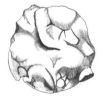

牛膝
包覆牛膝蓋骨和腳踝軟骨周圍的部位，會用來燉煮或煮湯。

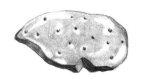

牛肝
常做成煎餅或燒烤，新鮮的肝也可以生食。西方也會做成肉醬（Pâté）料理。

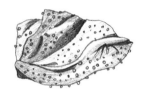

牛百葉
新鮮的牛百葉可以生食，也能做成煎餅、湯鍋或熱炒料理。

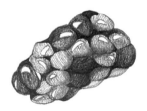

牛腎
特色是味道柔和，常做成燒烤、湯鍋或熱炒料理。

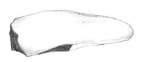

牛脾
牛的脾臟，有著柔和的味道，可以稍微煮過，吃法像白切肉一樣，或加入湯中品嘗。

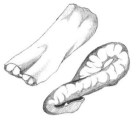

大腸 小腸
大腸為牛的大腸部位，常做成湯鍋、內臟湯或燒烤。小腸為牛的小腸部位，嚼起來非常有口感。

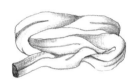

脊髓
從牛脊椎中取出的脊髓，在法國會連同骨頭一起烤，再將骨髓挖出品嘗。

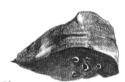

肺
主要會蒸來吃或是煎成煎餅。

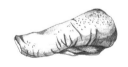

牛舌
會切成肉片、蒸或燉煮等，是全世界最常吃的副產品之一。

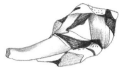

牛筋
看起來很堅韌，但久煮後會變得 Q 彈有嚼勁，在日本會以蒸、煮湯或做成白切肉料理等。

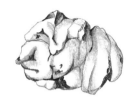

胸腺
又稱作 Sweetbread，可以烤或炒來吃，料理方式多樣。

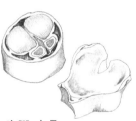

牛腳 大骨
泡入水中去除血水後，長時間熬煮成高湯享用。

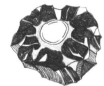

牛尾
常用來煮成大骨湯或熬煮用，偶爾也會燉煮品嘗。

舒肥法（真空低溫烹調法）

>>> SOUS VIDE

舒肥法是一種非常細緻的料理方式，需要以計算得非常準確的時間與溫度來烹調，才能維持食材原本的味道與質感。舒肥法於一九七〇年被提出並受到矚目，因此而聞名的大師布魯諾·古索（Bruno Goussault）博士，研究各種料理中所觸及的熱能效果，並將舒肥法系統化，被法國的餐廳、各個機構和航空公司的廚房所採用，發展成創新的烹調技法。其最大特色，在於食材所要求的溫度和時間若能準確控制，就能將熱能均勻傳導至所有部分，不會有過熟或不夠熟的風險，也因此產生了幾個有趣的優點。首先是在真空袋中低溫烹調的方式，材料被包覆住，能維持原有水分，並阻擋膠原蛋白的萎縮，能做出完美三分熟（Medium-Rare）的絲滑口感牛排。此外，能將像西瓜般密度鬆散的組織壓縮，使水分和味道更集中，讓過去傳統料理方式無法達成的烹調變得可能。

對於舒肥法的誤解之一，就是關於真空包裝袋的安全性考量，其可分為高密度聚乙烯與低密度聚乙烯；聚乙烯為無害材質，可以安心使用。還有些人覺得帶骨的肉應該要高溫烹調，誤會內部熱的傳導，會對骨頭造成影響。其實這種情況下，也能安全地使用舒肥法，甚至比單純只有肉的部分，能更快傳導熱能。

舒肥法的核心就是「準確性」，準備好食材、預先調味後，放入真空袋中密封。因此非常要求「食譜的準確性」，長時間烹調後，為了防止過熟，就要利用冷媒進行冷卻。

Sous Vide "Chicken Breast"

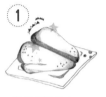

① 準備好雞胸肉，並處理完成。

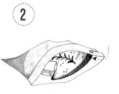

② 用鹽、胡椒粉、香草來調味。

③ 放入真空袋中密封。

④ 放入舒肥機中，以 63.8℃烹調 2 至 4 小時。

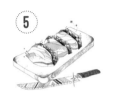

⑤ 將雞胸肉取出，再設定適當溫度來烤。

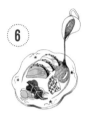

⑥ 與配菜一起擺盤即可。

應用舒肥法
>>> 沒有機器也無妨

電子鍋

只要有電子鍋就能替代舒肥機，因為電子鍋的保溫功能，能讓飯鍋維持一定溫度，不過，在溫度調節上會有點問題。不同品牌設定的保溫溫度不盡相同，大致上來説，會在七十至八十度左右。部分新型電子鍋可輕鬆調整保溫溫度，沒有這種功能的機型就需要拆解才能調整，而且調整幅度也不大，很難調至期望溫度。但電子鍋還是具有維持一定溫度的保溫功能，用來替代舒肥機算是非常足夠。

電力關東煮機與濃湯機

這兩種產品都不算常用的烹調工具，卻是能替代舒肥機的便利產品。價格約在四千至一萬元左右，和舒肥機相比明顯便宜。兩種皆有調整溫度的轉盤，能輕鬆控制溫度。濃湯機通常會有蓋子，保溫效果好；相反地，關東煮機則以沒有蓋子的機型居多，為了維持溫度，就需要另外購買蓋子，或包上保鮮膜來維持溫度。比較可惜的是，溫度調節無法像舒肥機那樣精細。

直接加熱

最原始也最便宜的方式。將水倒滿鍋子，放入真空密封好的材料，插上料理用的電子溫度計，一邊確認溫度、一邊加熱。此時，溫度計的測量指針要靠近食材位置，才能準確掌握水溫。採用這種直接加熱的方式，廚師的耐心與時間就非常重要，因為要持續確認溫度，並觀察材料狀態。另外，由於維持一定溫度並不容易，難以將材料烹調至想要的狀態。空閒時還是能嘗試看看，如果要經常使用會較麻煩。

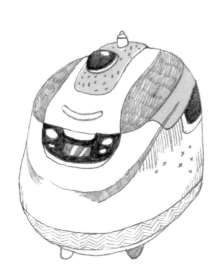

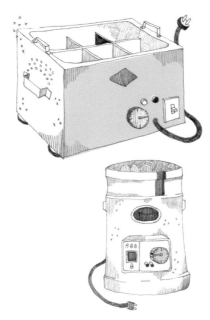

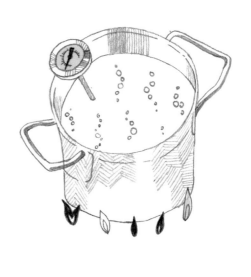

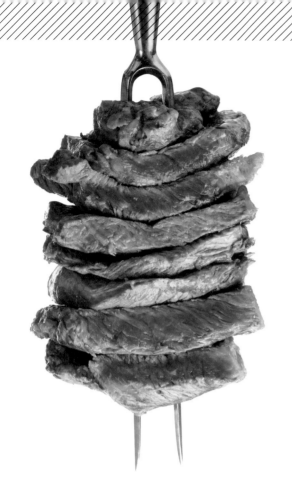

的乳酸，其 pH 值會下降，肌肉的肌動蛋白和肌凝蛋白則會結合並產生肌動凝蛋白，肌肉就會漸漸變硬。當肌肉的 pH 值降到五‧五以下時，僵直程度達到最大，不再產生乳酸，能分解肌肉組織蛋白質的酵素開始作用，進行自我熟成。之後，胺基酸和旨味成分會增加，使肉質變軟。

此時，將肉和肉汁真空包裝，來進行熟成，就是所謂的溼式熟成法（Wet Aging）；而將肉暴露在空氣中熟成，則稱為乾式熟成法（Dry Aging）。經過長時間熟成，會產生各種胺基酸並變得軟嫩，表面的胺基酸與味道成分往內部集中，由於水分蒸發，所以肉汁較少。乾式熟成最少需要十天，最多四十天為佳，儲藏溫度為一至三度，溼度要維持在七〇至八五％，並選擇通風良好處，肉才能均勻風乾；再將表面過硬的部分切下，只使用味道濃郁的內部。由於水分蒸發，較難有包含肉汁的柔和味道，而是接近原始風味，價格昂貴。需有乾式熟成專門冰箱，才能採用這種方式。

完成美味牛排
>>> 熟成、翻面、靜置

熟成 Aging

動物的死亡乃是歷經屠宰→死後僵直→自我熟成→腐敗的過程。死後僵直這個階段，是指動物肌肉收縮變得僵硬的現象；屠宰之後，肌肉細胞會自我熟成的原因，是因為肌肉細胞仍活著，存有一定分量的肝醣，肝醣會轉換成乳酸並獲得能量，此時產生

翻面 Flipping

長久以來，我深信煎牛排時只需翻面一次，並不斷採用這種手法。其實，多翻面才是好的，而且要很多次！煎牛排時，將牛肉放在大火上，表面會變成焦脆且誘人的褐色，也就是產生梅納反應（Maillard Reaction），而該如何讓這個最重要的核心過程發揮到極致？通常肉翻面之後，表面溫度就會從一六〇度下降至一二〇度，幾秒內就下降了四十度。

為了將梅納反應發揮到極致，大約十五至二十秒

就得翻面一次，避免溫度下降到一定水準之下，讓兩面持續產生梅納反應。如果只翻面一次，當煎熟一面的肉，再翻面要收尾時，可能會有過熟的疑慮。在大火上多次翻面將表面煎熟，內部溫度不會迅速升高，能盡量保存肉汁，使表層酥脆、內層軟嫩。由於梅納反應的極大化，便可以提升肉質風味，煎出最好的牛排。梅納反應指的是胺基酸與還原糖發生作用，製造出褐色的聚合物梅納汀（Melanoidin），也就是褐變物質的一連串反應。大部分的食材透過烹調過程，都會產生褐變，因加熱而出現褐變的原因就是「焦糖化反應」與「梅納反應」。

靜置 Resting

將熟得恰到好處的牛排從火爐上取下，就要馬上趁熱吃嗎？該怎麼做，才能品嘗到昂貴肉質的美味？要回答上述問題，必須了解重要的靜置（Resting）過程。許多人都聽過靜置過程，但意外地有不少人或餐廳，基於太忙或不明白等理由，會忽視或省略它。左右牛排味道的要素雖然有好幾種，但靜置對於肉質的質感或味道，有非常大的影響。這麼說來，靜置的物理性現象為何呢？當加熱時，儘管因肉的種類而有差異，但脂肪會最先開始融化。能讓肉類脂肪融化的溫度，豬肉為二十八至四十度，牛肉為四十至五十度，羊肉為四十四至五十五度。肉中含水量約為七〇％，也就是所謂的肉汁，接受熱能會開始膨脹，最後內部溫度上升至五十度時，蛋白質開始被煮熟，往肉質間釋出、四處擴散。肉類在烤的過程中，內部的脂肪和肉汁因熱而形成高壓，並膨脹起來；遠離火源後，置於室溫下，壓力解除而使得肉的內部穩定化，肉汁又重新被纖維質吸收。也就是肉的脂肪和蛋白質會重新凝固，口感變成更好。這樣一來，肉質密度變高，就會讓肉質更滑順且軟嫩。

我們透過實驗來確認，將烹調好的牛排置於室溫下幾分鐘，這種簡單的靜置動作會有多大的效果。首先，肉類經過烹調過程，會損失一三％的重量，未經靜置的肉類會再損失九％的重量。肉汁會不停滲出，而肉汁流失的肉塊，肉汁對於香氣的影響反而大於味道。就算只靜置短短的兩分三十秒，就能將九％的追加損失減少至六％，五分鐘後損失只剩三％，七分三十秒之後開始，就只會有二％的額外損失。也就是說，與未靜置的肉類相比，能留住七％或更多的肉汁。靜置至五分鐘時，內部的溫度還能維持不變，七分三十秒時則開始下降一度，過了十分鐘下降三度，經過十二分三十秒，大約會下降八度。由此可知，將肉類損失降到最低的最短時間，以及阻止內部溫度大幅降低的時間，都是七分三十秒。結論是靜置時間以五分至七分三十秒之間，最為適當。不過，若以其他肉類或不同的大小來實驗，當然會出現其他結果，但將靜置的原理和效果，以科學層面分析所得資料為基礎，就能更加理解這個步驟的重要性。

By 主廚朴武賢

參考出處（*Kitchen Chemistry of Heston Blumenthal*）

世界各國的調味指南

>>> **SEASONING MAP**

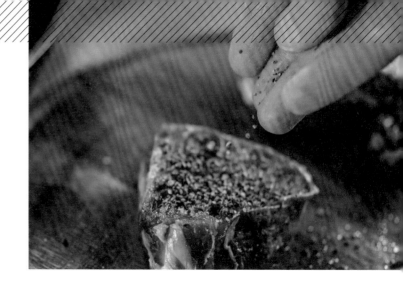

所謂的「調味料和醬料」，所包含的食材比想像中廣泛。香辛料、香草、香料、薑等加入料理中的無數食材，都屬於調味料。沒有調味料的料理，味道會很平淡，過度使用調味料，而掩蓋其他食材味道也不好，適量調味才能使食材味道融合，讓美味更加分。在調味料中，不可不提的就是鹽和胡椒。芝加哥的米其林三星餐廳 Alinea，其主廚格蘭特‧阿卡茲（Grant Achatz）在訪談中被問到，廚房中最重要的三樣材料為何，他選出了鹽、胡椒和味精，並說只要有這三樣，就能讓所有食物變得美味。目前對於味精有許多不同的看法，但似乎有點偏離主題，這裡暫且不提，以下討論將以鹽和胡椒為主。

無論東、西方，在過去，鹽都是很珍貴的食材，除了能調整鹹淡，也是人體的必需要素。為了能取得鹽，還出現固定的交易路線，或盛產鹽的地區就會有大城市等，鹽具有超乎食材的意義。在飲食中，其角色也非常多樣，料理時只要加入一點，就有更加美味的功用；當我們調味時，會形容「調整鹹淡」，便同時表現出鹽所具有的這項特徵。此外，鹽還能延遲腐敗，延長食物的保存期限，在保存食物的方式還不發達的時代，加鹽醃漬的方法便被廣泛使用。胡椒也是不亞於鹽的珍貴食材，哥倫布為了尋求胡椒和香料，開發與印度之間的航道，而發現美洲大陸一事，已是大家所熟知的歷史。胡椒可以替代貨幣，也曾引發戰爭，因為得到胡椒的人就等同得到世界一般，不只在料理方面，對全世界來說也是非常重要的食材。胡椒也能幫料理加分，加了鹽後，味道和香氣還不足的話，就可用胡椒補足。

此外，胡椒辣中帶嗆的味道能引發食慾。用鹽調味過的肉或食材雖可延長保存期限，但食物會散發不好的氣味，在味道上還是有所限制；胡椒就能消除這種氣味，讓食物保存得更久，兩者為共生的關係。料理中沒有加入鹽或胡椒的情況非常少見，當然在甜點中使用頻率較少，不過主廚格蘭特可是連甜點也會使用它們來提味，這兩樣食材真是不可或缺的調味料。

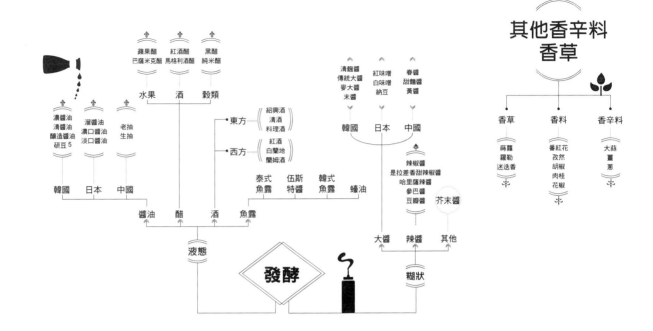

其他香辛料
香草

蘋果醋 | 紅酒醋 | 黑醋
巴薩米克醋 | 馬格利酒醋 | 純米醋

水果　　酒　　穀類

清麴醬 | 紅味噌 | 春醬
傳統大醬 | 白味噌 | 甜麵醬
麥大醬 | 納豆 | 黃醬
末醬

韓國　　日本　　中國

香草　　香料　　香辛料

蒔蘿 | 番紅花 | 大蒜
羅勒 | 孜然 | 薑
迷迭香 | 胡椒 | 蔥
　　　 肉桂
　　　 花椒

濃醬油 | 溜醬油 | 老抽
清醬油 | 濃口醬油 | 生抽
釀造醬油 | 淡口醬油
研豆 5

韓國　　日本　　中國

東方 — 紹興酒／清酒／料理酒
西方 — 紅酒／白蘭地／蘭姆酒

辣椒醬
是拉差香甜辣椒醬
哈里薩辣醬
參巴醬
豆瓣醬

泰式魚露 | 伍斯特醬 | 韓式魚露 | 蠔油

芥末醬

醬油　醋　酒　魚露

大醬　辣醬　其他

液態

糊狀

發酵

杏仁油
瑪卡油
核桃油
松子油
榛果油

芝麻油
荏胡麻油
摩洛哥堅果油

特級初榨橄欖油
酪梨油

種籽　堅果類　水果

番茄糊 | 蝦醬 | 番茄醬
芝麻醬 | XO醬 | 美乃滋
山葵醬 | 咖哩醬 | 花生醬
　　　　　　　 豆類
　　　　　　　 辣根醬

蔬菜　混合　其他

龍舌蘭糖漿
蜂蜜
糖稀
玉米糖漿
楓糖

伍斯特醬

味精

辣椒粉
卡宴辣椒粉

甘蔗原糖
棕櫚糖
精製糖

海鹽
岩鹽
鹽之花
澳洲瑪瑞河鹽

七味粉
肯瓊香料粉
印度綜合香料
紅椒粉
墨西哥辣椒粉
義大利香料

油　糖漿　其他

其他　辣　甜　鹽　混合

液態　　糊狀　　粉狀

未發酵

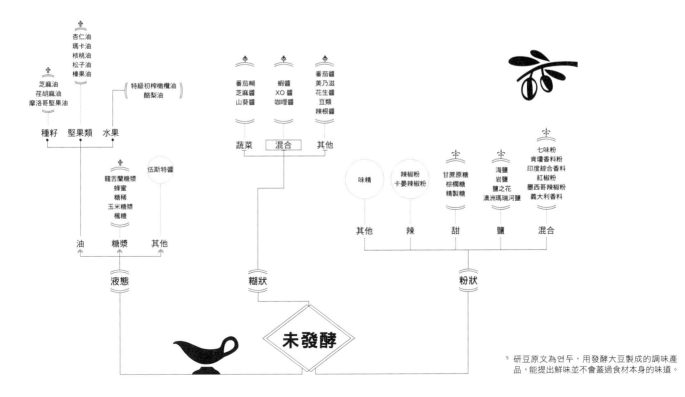

5 研豆原文為연두，用發酵大豆製成的調味產品，能提出鮮味並不會蓋過食材本身的味道。

不同料理法的調味時機

>>> SEASONING TIMING

調味能呈現材料特性與獨特性，結合核心的烹調方法，對不同料理做出各種應用。只要能適當地運用調味時機，你也可以成為大師。

RUB

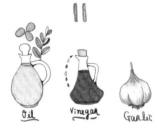

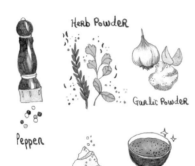

Pepper / Herb Powder / Garlic Powder / Salt / Brown Sugar

MARINADE

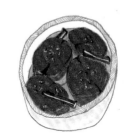

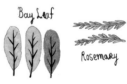

Oil / Vinegar / Garlic / Bay Leaf / Rosemary

塗抹 Rub

將具有各種味道和香氣的調味材料混合，再用來搓揉肉類的烹調法。大多會使用於燒烤料理時，大致可分乾抹與溼抹兩種。乾抹包含了能提出食物基本味道的鹽、胡椒、砂糖、大蒜粉、洋蔥粉、巴西里粉、羅勒粉、孜然粉等，能增添肉類基本風味的綜合香料。溼抹也稱為香料糊（Spice Paste），在乾抹材料中，加入油和醬油之類的液體混合，做成濃稠狀。燒烤時必須先塗抹，重點在於要短時間內提升肉質風味。

醃泡 Marinade

在烹調前讓味道滲透至食材中，或為了軟化組織用來醃漬的液體或步驟。醃泡能使食材質感變軟且香味更柔和，為最具代表性的烹調法，使用範圍廣泛，肉類或蔬菜皆可使用。醃泡的核心就是浸泡材料的液體，常會使用檸檬汁、萊姆汁、醋等含有酸性成分的液體，發揮使食材組織軟化的作用。此外，加入油的話，在烹調時能維持食材水分，保持溼潤感。可依個人喜好加入大蒜、洋蔥、新鮮香草或水果，醃泡六小時至一天，放入冰箱冷藏保存。由於大部分都會加入含有酸性成分的液體，必須使用玻璃或陶瓷等耐酸容器為佳。

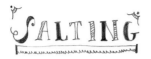

SALTING

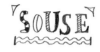

BASTING

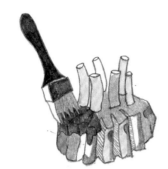

SOUSE

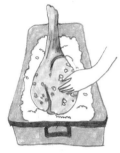

Salt

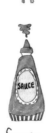

Sauce

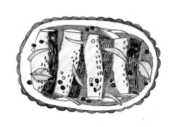

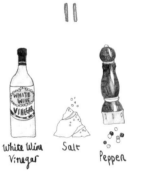

White Wine Vinegar　　Salt　　Pepper

鹽藏 Salting

也稱作鹽漬，為使用鹽來保存食物的方式之一。各國鹽藏食材包括蔬菜、魚類、肉類、雞蛋等，非常廣泛，與利用鹽來醃漬的方式相同。可分成將鹽直接大量撒在食物上的乾式法，還有將食物泡入濃鹽水中的方式。鹽能釋出食材中的水分，進行脫水作用，便可防止腐敗，同時滲入鹽的香氣和味道，透過酵素作用來增加風味。

塗液 Basting

等同於事先澆淋肉汁的意義，在烤肉時，是為了使內部溼潤，並讓外皮富有香氣。塗液一開始是為了防止肉汁流出，會塗上橄欖油或融化的奶油等脂肪成分，現在則是發展成塗抹照燒醬、BBQ 醬汁、辣椒醬料等方式。當肉有一定的熟度後再進行塗液，不然表面就會容易燒焦。

鹽汁 Souse

為完全浸泡至液體中的意思，將魚放入加有香辛料的紅酒醋中，醃漬後再慢慢煮熟的烹調方式。適合的材料有鯡魚、沙丁魚、鯖魚等青背魚。由於青背魚的油脂豐富，放入紅酒醋中煮的話，能去除腥味，還可使肉質變軟，味道更加清爽。完成後再放入相同的食材（紅酒醋＋香辛料）中冷卻，能充分提出用食醋醃漬的味道。日式烹調法中的「酢入り」，就是將魚泡入醋中烹煮的方式，將整隻魚（小型）加入醋，並長時間燉煮至骨頭變軟。初春時，會將池沼公魚或魚苗如此處理，再當成前菜。

西式料理基本切法

處理食材外觀，是烹調時最基本的工作。材料分切後的一致性和
精密程度不同，就會讓料理看起來不一樣。以下介紹各國料理的
食材切法，只要熟悉基本技巧，就能讓料理變得更突出。

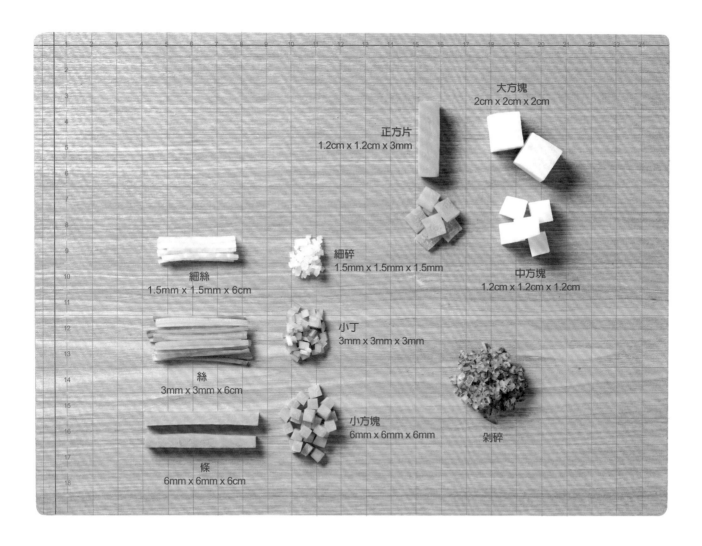

大方塊
2cm x 2cm x 2cm

正方片
1.2cm x 1.2cm x 3mm

細碎
1.5mm x 1.5mm x 1.5mm

細絲
1.5mm x 1.5mm x 6cm

中方塊
1.2cm x 1.2cm x 1.2cm

小丁
3mm x 3mm x 3mm

絲
3mm x 3mm x 6cm

小方塊
6mm x 6mm x 6mm

剁碎

條
6mm x 6mm x 6cm

西式料理特殊切法

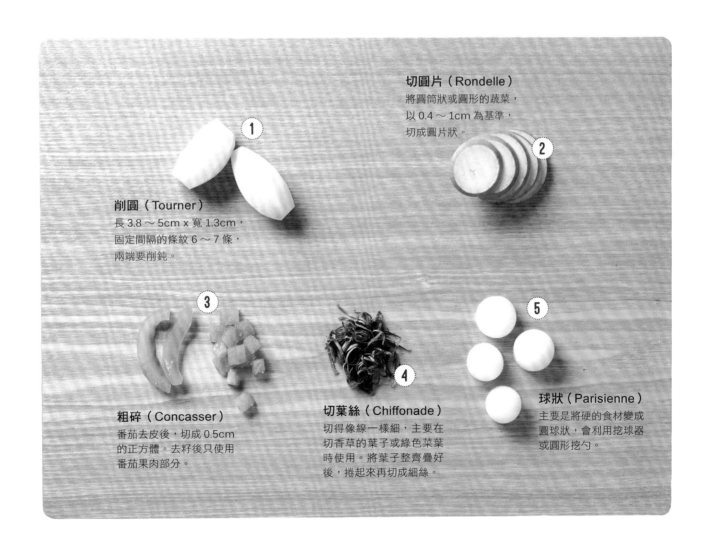

切圓片（Rondelle）
將圓筒狀或圓形的蔬菜，
以 0.4～1cm 為基準，
切成圓片狀。

削圓（Tourner）
長 3.8～5cm x 寬 1.3cm，
固定間隔的條紋 6～7 條，
兩端要削鈍。

粗碎（Concasser）
番茄去皮後，切成 0.5cm
的正方體。去籽後只使用
番茄果肉部分。

切葉絲（Chiffonade）
切得像線一樣細，主要在
切香草的葉子或綠色菜葉
時使用。將葉子整齊疊好
後，捲起來再切成細絲。

球狀（Parisienne）
主要是將硬的食材變成
圓球狀，會利用挖球器
或圓形挖勺。

日本料理基本切法

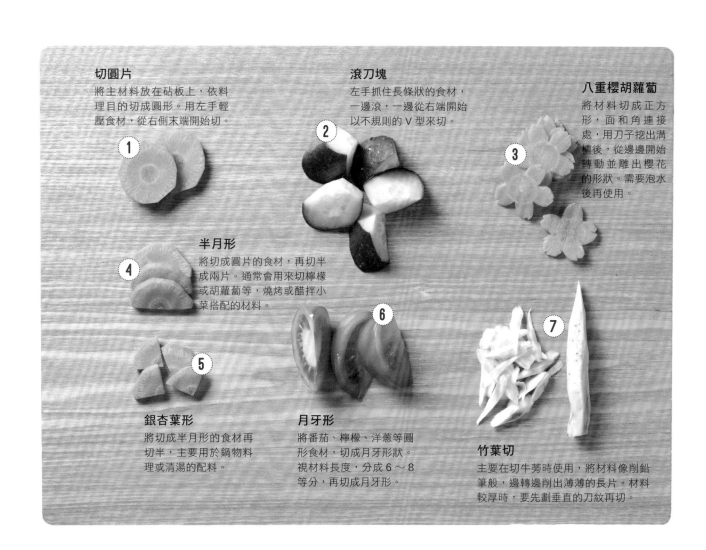

切圓片
將主材料放在砧板上，依料理目的切成圓形。用左手輕壓食材，從右側末端開始切。

滾刀塊
左手抓住長條狀的食材，一邊滾，一邊從右端開始以不規則的 V 型來切。

八重櫻胡蘿蔔
將材料切成正方形，面和角連接處，用刀子挖出溝槽後，從邊邊開始轉動並雕出櫻花的形狀。需要泡水後再使用。

半月形
將切成圓片的食材，再切半成兩片。通常會用來切檸檬或胡蘿蔔等，燒烤或醋拌小菜搭配的材料。

銀杏葉形
將切成半月形的食材再切半，主要用於鍋物料理或清湯的配料。

月牙形
將番茄、檸檬、洋蔥等圓形食材，切成月牙形狀。視材料長度，分成 6 ～ 8 等分，再切成月牙形。

竹葉切
主要在切牛蒡時使用，將材料像削鉛筆般，邊轉邊削出薄薄的長片。材料較厚時，要先劃垂直的刀紋再切。

韓式料理基本切法

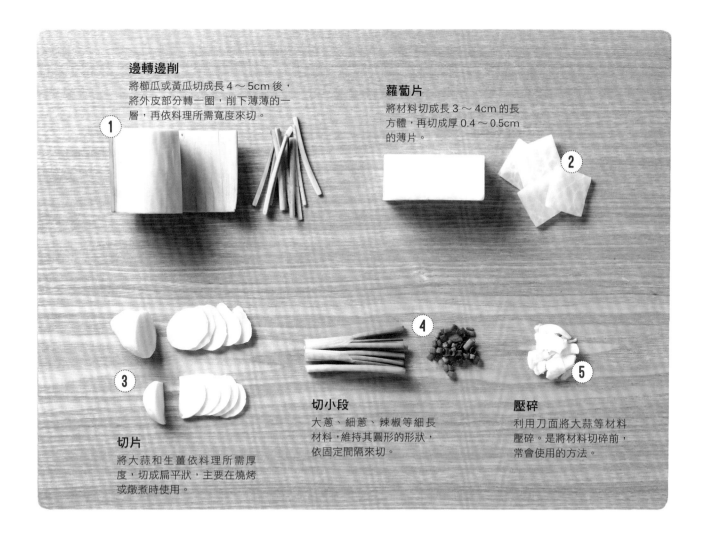

邊轉邊削
將櫛瓜或黃瓜切成長 4～5cm 後，將外皮部分轉一圈，削下薄薄的一層，再依料理所需寬度來切。

1

蘿蔔片
將材料切成長 3～4cm 的長方體，再切成厚 0.4～0.5cm 的薄片。

2

3

切片
將大蒜和生薑依料理所需厚度，切成扁平狀，主要在燒烤或燉煮時使用。

4

切小段
大蔥、細蔥、辣椒等細長材料，維持其圓形的形狀，依固定間隔來切。

5

壓碎
利用刀面將大蒜等材料壓碎。是將材料切碎前，常會使用的方法。

溫度的祕密

>>> 冰淇淋

冰淇淋中藏有各種料理科學的祕密，尤其關於溫度更有許多可探討之處。一般餐廳會直接將冰淇淋當作甜點，而在高級餐廳裡，盤子上通常會有多種品項，再搭配各式冰淇淋。冰淇淋究竟是如何做成的呢？當然每家餐廳都有自己的祕方，但有多少人製作時會確認溫度？或許大部分的食譜，就是做好冰淇淋液，再放入機器中攪拌，等時間到或用肉眼確認，判斷是否為適當的硬度後，就裝入容器中冷凍保存。其實，在製作冰淇淋的過程中，也存在著科學，為什麼呢？因為所有烹調過程皆屬於科學的範圍之內，無論是甜點或冰淇淋都不例外。

這裡所介紹的香草冰淇淋，是主廚赫斯頓的配方，材料與步驟如下：

材料：香草（Pods）60g、香草籽 30g、咖啡 9g、脫脂奶粉 150g、牛奶 3L、蛋黃 240g、黑糖（Billington）450g、麥芽糊精（IT-19）45g

1. 先將香草、香草籽、咖啡和脫脂奶粉倒入平底鍋中，混合均勻（若使用香草莢，製作時要將裡面的籽完全去除。The Fat Duck 餐廳會將訂購的產品成分一一分析，經過數十次實驗，才完成食譜，如果牛奶或鮮奶油等任一產品更換，食譜就要調整）。

2. 將牛奶煮至內部溫度為 90°C，大約 88～90°C 時（移動的情況下會上升約 1～2°C），倒入冷的碗或另一個鍋中，盡可能迅速冷卻（香草有殺菌效果）。

3. 牛奶內部溫度為 52°C 時，將蛋黃、IT-19 和砂糖用手持攪拌器混合，加入少許牛奶，稀釋攪拌均勻後，再倒入冷卻的牛奶。然後攪拌至溫度為 70°C 為止，待內部溫度準確地到達 70°C 時，讓溫度維持 10 分鐘（中低溫殺菌）。

4. 10 分鐘後，倒入袋子中，放入冰塊水中冷卻，待內部溫度下降到 4°C 時，放入冷藏室保存至少 8 小時，最多為 24 小時（冷藏保存有諸多原因，第一是讓 60% 的油脂能變成固體化的脂肪與結晶，此外有助於包覆牛奶脂肪的牛奶蛋白質，能在脂肪和水之間乳化，這種反應能讓冰淇淋有更好的質感）。

5. 之後用細篩網將香草和咖啡過濾，放入冰淇淋機攪拌至內部溫度到 -5°C 為止（約 9 分鐘，不同的機器會有差異）。然後取出倒入容器中，將 5 張保鮮膜重疊並依大小剪裁，密實地覆蓋在冰淇淋表面，蓋好蓋子後，馬上冷凍保存。

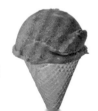
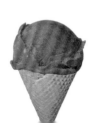
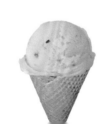
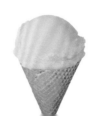
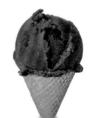
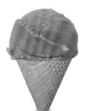

光是製作冰淇淋，就有九十、五十二、七十、四、負五等五種不同的溫度，由此可知裡頭存在無數科學，就以其中之一為例來分析吧。冰淇淋完成時，我們堅持必須為負五度，這是基於什麼理由呢？冰淇淋種類非常多樣，那種會在嘴裡融化的柔軟冰淇淋，需在負五度的環境下完成。低於這個溫度的話，就不可能做出完美的冰淇淋，因為冰淇淋液和冰會分離，使液體和糖類漸漸達到飽和狀態，黏度就會增加。這麼一來，在製作過程中，要攪拌冰淇淋液時，就會耗費更多能量。此外，負五度是讓能量的吸收與釋放，能準確地達到平衡的溫度，透過冷卻過程釋放能量，而攪拌過程又會吸收等量的能量。如果破壞了能量的平衡，只是單純將冰淇淋液放入冰箱降溫，其冰塊結晶就會慢慢變大，最後製作出顆粒粗糙的冰淇淋。

因此，大量的冰淇淋會在低於負五度的溫度下製作，讓糖漿馬上冰凍成玻璃狀，這麼一來，所有的冰塊結晶、油脂、氣泡等便會完整地結凍，就像琥珀中的昆蟲般。雖然餐廳會使用冰淇淋機，原理都一樣，但與工廠使用方式不同，是將鋼鐵桶外部降溫，讓內部達到冷卻，再以適當速度攪拌冰淇淋液，同樣有助於做出柔軟的冰淇淋。廚房還會

使用另一種特別的工具，就是 Pacojet 機，它本質上就是強力的研磨機，能將結成大塊的冰塊變成粉狀，具有強大的力道。使用 Pacojet 機時，不用攪拌冰淇淋液，而是將冰淇淋液放入低溫冷凍室結凍後再使用。透過這樣的過程，能保有巨大的冰塊結晶狀態，再使用機器將冰淇淋液攪成微小分子，而使用過程中，會同時注入空氣，就能產生極為柔軟的成品。前述的負五度法則，也有無法遵守的時候，像是在冰淇淋液中，加入冰點低的材料，這時反而能突顯 Pacojet 機的優點。冰淇淋機會在負五度的環境下運轉，但如果在冰淇淋液中加入酒精，通常酒精會在近似本身度數的溫度下結冰，一般會在負三十度以下才能結冰，使用 Pacojet 機就能完美地將酒精冷凍後使用。

關於溫度，或許有不少人覺得只有烹調肉類時，才會面臨這個問題，其實料理與科學有著密切關係，尤其不可忽視的便是「溫度」。所有烹調過程中，溫度都具有極大的影響，如果具備相關知識與經驗，就能研究出更多樣的烹調方式。

By 主廚朴武賢

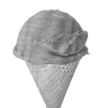
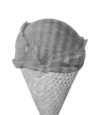
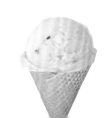
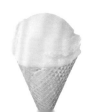
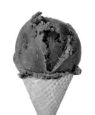
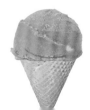

# 橄欖油和料理
>>> OLIVE OIL

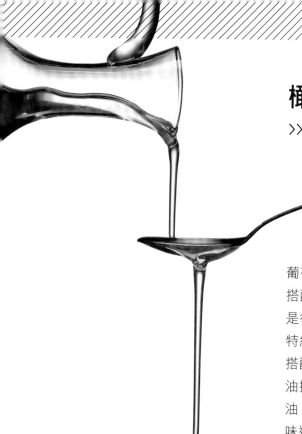

葡萄酒要和食物搭配品嘗，紅酒搭配肉類、白酒則是海鮮等，這是很多人都知道的常識。不過，特級初榨橄欖油也要根據料理來搭配，你知道嗎？特級初榨橄欖油搭配料理時，意指將未加熱的油，稍微淋在完成的料理上，其味道與香氣才能和完成的料理融合，並享受到不同層次的料理。

代表性橄欖油與搭配料理
D.O.P Ligure &
味道細緻的食物
沒有太強烈的果實香氣，苦味和辛辣味不明顯，能呈現料理本身的香氣，適合搭配蒸煮料理、美生菜、起司等。

D.O.P Toscano 或
Monocultivar Frantoio &
沙拉料理
稍微帶有果實香氣，並有些許苦味和辛辣味，能突顯料理本身的特色，適合搭配單純享用食材味道的料理。

D.O.P Sicilia 或 Monocultivar Nocellara Del Belice. &
調味重且香氣濃郁的食物
具強烈的果實香氣、辛辣味和苦味，適合調味與香氣較重且風味濃郁的料理，例如烤牛排、蔬菜濃湯等，能與其完全融合，並提出更濃郁的食物香氣及豐富味道。

選購和保存方法
無論是多好的特級初榨橄欖油，如果保存方式錯誤，就會變得毫無意義。就像新鮮果汁一樣，如何使其不腐壞便相當重要。特級初榨橄欖油最大的敵人就是陽光、空氣和熱源。

購買時需特別注意的事項

要選購玻璃瓶裝產品，且瓶子要能隔絕紫外線（主要為深色或金箔包裝才能完全阻隔）。關於塑膠瓶和玻璃瓶的差異有各種說法，假如到義大利旅行，建議你到超市觀察，究竟那裡是不是使用玻璃瓶盛裝橄欖油，為何義大利人不用方便的塑膠瓶，偏要使用玻璃瓶，自己去觀察看看便可理解了。

另一個讓人難以忽視的是，逛歐洲的超市時會發現，有個區域經常有白色粉末紛飛，那就是麵粉區。因為麵粉包裝是採用薄薄的紙材，因此常會出現破裂的情況，才會有這種現象。某次我詢問一位認識的義大利麵粉業者，為何要使用不方便的紙來包裝，答案很簡單，「因為要讓麵粉呼吸。」將最佳狀態的麵粉交到消費者手中，儘管很麻煩，但這才是正確的方式。究竟以消費者為中心或以流通為中心，哪個才正確，無須再多加敘述。

保存時需特別注意的事項

如同前面所說的原則，要盡量阻隔陽光、空氣和熱源，這也是防止所有油類氧化的方法。另外，如果依以下方式保存，就能讓高價的特級初榨橄欖油，在良好狀態下長久保存。必須蓋好瓶蓋，保存在陰暗並遠離熱氣的地方。一旦開啟瓶蓋，就會開始氧化，所以如果在瓶蓋打開的狀態下，放在醋或醬油附近，就會馬上變味。油有吸附周邊味道的特性，如果與味道較重的食物一起擺放，油裡就會帶有其他味道。另外，熱也會加速氧化，請放在遠離熱源處。

最後，盡量不要暴露在陽光照射到的地方。在空氣、熱源和陽光中，最快使油氧化的就是陽光，剛購入的特級初榨橄欖油，只要放在陽光下一天，就會變成酸度略低於醋的油。

關於特級初榨橄欖油的幾項統計

品種

全世界約有兩千個品種，義大利約有七百個品種

生產地

歐洲比例：西班牙五七％、義大利二五％、希臘一六％、其他二％

世界占比：歐洲七五％、突尼西亞六％、其他一九％

世界食用油消費現況

大豆油二六％、菜籽油一四％、葵花籽油一〇‧五％、橄欖油四‧五％

By Olitalia 韓國分公司社長金冠浩

87

韓式料理的基礎

>>> 醬

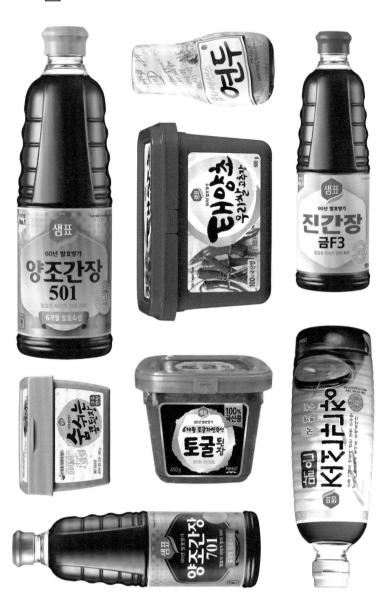

韓國代表性的調味料——醬，是經過發酵所製成。發酵是指微生物利用本身的酵素，將有機物消化或改變，製作出有益的最終產物之現象。不同於西方的調味，只是單純添加食材來提味，韓國的醬是經過化學變化，增加其他風味後，再使用於料理中，事實上更有意思。

大醬、醬油、辣椒醬是相當普遍的韓國醬料，它們的作法或味道，又可依不同地區再延伸出更細的分類。而三種醬料的共通點就是豆醬餅，又稱作末醬，是將黃豆煮過、搗碎後，做成一大塊來發酵。從鐵器時代便開始製作，而成為韓國醬的主流。豆醬餅會和稻草一起保存在溫暖的地方，稻草或空氣中的微生物，就會附著在豆醬餅的黃豆上生長。此時微生物會分解黃豆的成分，分泌各種分解酵素，增添原有味道與香氣的微生物便開始繁殖，再將豆醬餅泡入鹽水中熟成，固體用來做成大醬，液體則是醬油；辣椒醬是將豆醬餅磨成粉，加入糯米粉、麵粉或大麥粉混合，再放入辣椒粉、鹽等拌勻製作而成。

醬油

從清澈且淺色的清醬油（湯用醬油），到存放多年的陳年醬油都有，可依料理挑選使用。湯或蔬菜等料理，可加入清醬油，呈現食材原本的顏色，並帶有清爽風味；相反地，燒烤、燉煮、紅燒等深色料理，就要使用帶有甜味的陳年醬油。

根據不同的製造方式，可分成釀造醬油和化學醬油。使用豆醬餅來醃漬的釀造醬油，又分成豆醬餅自然發酵而成的傳統醬油；以及利用米麴菌發酵改良的豆醬餅做成的改良醬油，目前市售的釀造醬油，大多是改良醬油。化學醬油是利用鹽酸分解黃豆的蛋白質後，做成胺基酸液，再加鹽調味製成，又稱作酸分解醬油；然後加入甘味料與焦糖色素，幫助上色並增添香氣。製作時間短又便宜，缺點是香氣和味道皆比不上釀造醬油。因此，業者便將釀造醬油和化學醬油做成混合醬油，大部分市售的醬油就是混合醬油。

大醬

大致可分成傳統大醬和改良大醬，傳統大醬又可分為製造醬油時，利用其產生的副產物製成的大醬，以及專門為其所做的清麴醬、末醬等的熟成大醬。

傳統的大醬是醬油的副產物，因此醬油和大醬的味道各半，如果使用發酵得好的豆醬餅，就會有優秀的醬油味，但大醬味道就不太明顯；如果使用發酵不太完全的豆醬餅，就會有優秀的大醬味，相對地醬油味會少一些。在傳統大醬中，稱作枯草桿菌（Bacillus Subtilis）的微生物，對味道影響最大，不過自然發酵的大醬，由於各種微生物滲透，有時會有衛生問題，或是味道不足。相反地，改良大醬因為只會刻意培養有益的微生物，不僅製造時間短，衛生上也較安全。

辣椒醬

製作時會隨著加入的澱粉不同，衍生出各式各樣的辣椒醬，如糯米辣椒醬、梗米辣椒醬、大麥辣椒醬、麥芽糖辣椒醬、小麥辣椒醬、高粱辣椒醬、紅豆辣椒醬、米糠辣椒醬、地瓜大椒醬等，種類非常多。

傳統的辣椒醬也是利用豆醬餅，但作法和醬油使用的豆醬餅有些不同；後者的豆醬餅，只加入黃豆來製作，前者則是加入黃豆和糯米粉混合製成，通長糯米粉分量為黃豆的二〇％。傳統的辣椒醬也和傳統大醬、醬油一樣，是靠天然發酵來熟成，需要相當長的時間，有時還會因有害的微生物而影響品質。此外，糖化或蛋白質分解不活躍，味道就會不足，為了加以改善，便在豆醬餅上接種糖化力與蛋白質分解力較高的微生物，再做成豆醬餅。使用改良豆醬餅的改良辣椒醬，熟成時間短，不會混入雜菌，能呈現較純粹的味道。

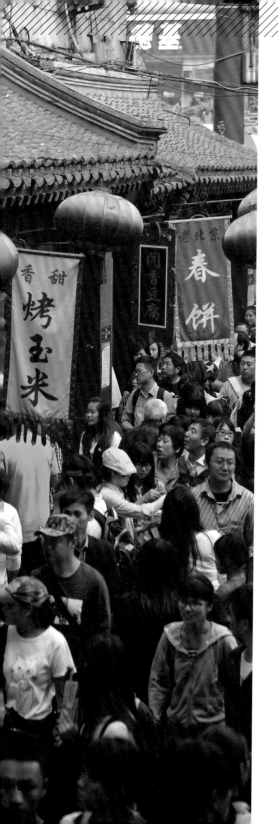

中國料理的基礎
>>> 刀與火

中國、法國和土耳其料理,合稱世界三大料理。就像黃河一樣,有著悠久歷史的中國料理,是在九百六十萬平方公里的廣闊大陸上,由五十六個在此生活的民族,累積而成的文化產物。

民以食為天

班固在《漢書》中寫到:「王者以民為天,而民以食為天。」歷代中國皇帝治理國家時,最重要的就是不讓百姓挨餓。中國人習慣說「食衣住」,可見飲食生活占有很大的比重,對中國人來說,飲食相當重要,並與禮儀、體面有很深的關係。由於重視飲食生活,而有了飲食和醫藥同源的思想,在補身和預防疾病方面,比起用藥治療疾病,中國反而發展出更有價值的中醫根源。

刀與火

材料的選擇、菜刀的使用技巧、火的使用與調味料的配合,在中國料理中都很重要,其中刀與火更是不容忽略。和一般料理刀相比,中國的菜刀長度較短,寬度是兩倍以上,近似於四方形。既沉重又扁平,很容易就誤以為菜刀很笨重,其實它對食材的損傷少,長時間使用也很便利。只要有一把刀,就可以處理蔬菜和肉,因此,使用技巧顯得十分重要。舉例來說,豬肉要斜切,肉質才不會堅韌並能變軟嫩;雞肉或魚類則要順著紋理來切,口感才會好;牛肉和羊肉如果順著紋理切就會變堅韌,切的時候必須與紋理垂直,各有不同的切法。

中國料理使用的鍋子,鍋底較深且為圓弧形,只要有一個炒鍋,就可以炒、汆燙、烤、水煮等,製作湯料理時,也不需要另外準備鍋子。使用鍋子時,也需要高度的技巧。中國有句話說:「三分技術,七分火。」火是烹煮食物時最重要的技能,此外也是決定顏色、香氣、味道的要素。料理時,一邊調節火的大小和時間,一邊甩鍋或翻動材料,才能

呈現食材味道。其中包含使用大火的高溫處理，以及將材料拋至空中瞬間冷卻，再重新落到高溫鍋中加熱的烹調原理。

中國料理的集大成：滿漢全席

各地方的鄉土料理進入宮中之後，該料理就會轉變為宮廷料理。儘管中國歷經無數的改朝換代，宮廷料理的傳統仍持續傳承下來，例如綜合為一個體系且集大成的滿漢全席。滿漢全席是從宮中的宴會料理所延伸，最早形成這樣的擺桌方式，乃是從清朝中葉開始。當時流行擺設豪華宴會的風氣，滿族和漢族的官吏們總會擺設宴席來招待對方，以達到融合不同民族的政治目標，並討對方的歡心。

滿族招待漢族時，不會採用滿族的料理，而是選擇漢族的料理，同樣地，漢族也選擇滿族的料理來招待他們。後來在康熙皇帝的千叟宴上，宮中挑選出滿族和漢族的知名料理，並準備大規模的宴席，這就是最初的滿漢全席。滿漢全席是以中國各地進貢的珍貴食材與料理法為基礎，再由宮中御膳房的廚師經手，花費長時間準備的料理所組成。三天之中，一天會用餐兩次；一天呈上四種套餐料理，每種套餐料理中，包含一種主料理與二十種輔助料理。此外，再加上冷盤類、乾果類、蜜餞、點心、水果等，光數量就達到一百八十多種，十分可觀。

認識印度酸甜醬

>>> CHUTNEY

有「舔食」之意的酸甜醬，是從印度古語 Catni 所衍生的名詞。它是加入蔬菜、水果、醋、香辛料等，混合製成的一種印度醬汁。西方國家喜愛酸中帶甜的酸甜醬，就是源自印度。酸甜醬的材料非常多樣，光是種類就多達數十種。

從開胃菜、主菜到甜點都能靈活使用的酸甜醬，常會讓人聯想到加了水果的香甜果醬。酸甜醬剛開始是以黏稠水果為基底，當時印度製作砂糖的原料——甘蔗的栽種並不普及，因此做出的質地比現在來得稀。現在的酸甜醬是用煮熟或醃過的蔬菜，加上有甜味的水果、葡萄乾、堅果類、香辛料，煮成果醬或像粥一樣。印度家庭會組合當季食材，每天製作新鮮的酸甜醬。各種時候加入酸甜醬的材料都不盡相同，從辣味到甜味、口味非常多樣，也沒有固定形態的質地或味道。

酸甜醬的語源或料理起源雖然是在印度，但之所以能聞名世界，英國算是一大功臣。因為它在大英帝國時期很受歡迎，之後便傳開並大量生產直到現在仍被英國人喜愛。印度的酸甜醬有香料、醋、洋蔥和大蒜等香氣強烈的材料，因此能平衡水果自然的甜味；相反地，西方國家的酸甜醬則會加入羅望子和椰糖，做成偏甜與符合西方人的口味。

在印度用餐時，每次都會搭配四至五種酸甜醬，以主食烤餅（Naan）沾著食用，製作咖哩時也會加入。西方國家的酸甜醬主要是刺激唾腺，使肉類變得容易吞嚥，吃排餐時有增加食慾的作用，也會抹在餅乾或麵包上享用。

參考《India : The Cookbook》

認識阿根廷青醬

>>> CHIMICHURRI

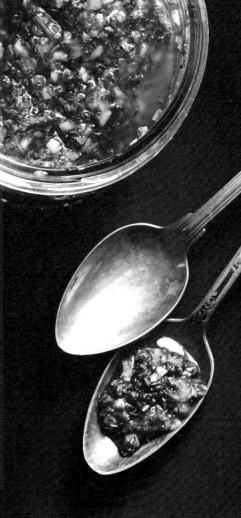

在阿根廷，會將阿根廷青醬放在牛排上或搭配品嘗，是當地的代表性醬汁。阿根廷為牛肉肉質最佳的生產國，牛肉消費量也占世界最高比率。阿根廷人吃Asado（將牛肉撒上鹽，再用炭火烤的傳統料理）時，什麼都不會搭配，唯有阿根廷青醬例外。

阿根廷青醬之名的起源，流傳著各種不同的說法。其中之一是在阿根廷飼養的牛，油脂較少，為了讓肉質軟嫩，便使用醋做成醬汁，而製作該醬汁的歐洲移民叫做 Jimmy McCurry 或 Jimmy Curry，因此是將其名字加以變化，產生了 Chimichurri 這個名稱。

阿根廷青醬是將橄欖油、義大利巴西里之類的香草和香料等混合製成，雖然作法簡單，但在南美有無數的食譜，製作者也有各自的獨特配方。基本食譜是以橄欖油為基底，加入切碎的巴西里、奧勒岡、洋蔥、大蒜等，用鹽、胡椒粉、紅酒醋或白酒醋調味。入口後能感受到醋的刺激酸味，後味則是橄欖油中縈繞的香草清爽香氣，有助提振食慾；還會加入芫荽、羅勒、檸檬、巴薩米克醋、辣椒、紅椒等增添豐富的味道。享用時有其獨特祕訣——做完阿根廷青醬後，為了讓材料的味道融合，要放入冰箱冷藏一天左右進行熟成。

在阿根廷主要會將牛排和青醬搭配享用，由於它不會影響肉的味道，而且無論搭配哪種肉類都能呈現其原本的風味。另外，阿根廷青醬也能用來醃肉，可說是肉類的最佳拍檔。

參考
《1001 Foods You Must Taste Before You Die》

起司的種類
>>> 不同生產過程的起司分類

藍紋起司

因均勻分布的青黴而被稱為藍紋起司。在起司凝固與放入模具成型的步驟中，會用針注入青黴的孢子。歷經熟成的過程，青黴同時生長，在起司上形成細小且不規則的藍色孔洞。這種起司有著強烈濃郁的味道，很適合加入核桃或葡萄乾的麵包，或者沙拉、舒芙蕾、法式鹹派、甜點等，可活用於各種料理中。

新鮮起司

可稱作是起司的「少年時期」，質地溼潤且風味溫和，有著柔和味道並帶點酸味。不同於其他起司，由於沒有經過精煉，仍保有牛奶的白色色澤，水分含量多，因此容易變質，建議在最美味時盡快食用。

硬質起司

源自高山地帶的牧場，為了當成冬天補充蛋白質與鈣的糧食所製作的起司。特色是外形非常大，

有黃色的外殼與穿透的孔洞。凝乳成型時，要用高溫加熱，將乳清分離，此時就會產生孔洞，來排出剩餘的乳清。帶有細緻的果實香氣，從鬆軟到堅硬的起司，種類多樣。可當成餐後點心，或活用於各種料理中。

羊奶起司

帶有羊奶特殊味道的起司，依照製造過程，可分成新鮮起司、硬質起司等各種類。使用低溫殺菌的羊奶，或未殺菌的生乳來製作。又可分為一〇〇％羊奶製成的純羊奶起司，以及混合牛奶做成的半羊奶起士。

半硬質起司

把像核桃殼般堅硬的外殼切開，裡面藏有柔軟的內蕊。隨著一至十二個月不同的精煉時間，起司的厚度也略有差異。精煉過程中，必須反覆並規則地將起司翻面，使其均勻曝露在空氣中，另外還有刷抹等過程。

加工起司

加工起司是將起司融化再製，或混合多種起司。也可添加牛奶、奶油、鮮奶油等其他種類的乳製品，還有加入天然香料、堅果類、火腿、大蒜與香辛料等，來呈現各種風味。

軟質洗皮起司

以其特有的風味聞名，不管使用幾層包裝，依舊無法隔絕從縫隙中散發出的起司味。柔軟外皮呈橘色，外表光滑、有光澤，內蕊則為象牙色。在製作過程中，會用鹽水擦拭或刷洗外皮，因此有高濃度的強烈風味與味道。

軟質白黴起司

必須經過所有工匠熟練的精煉過程，才得以誕生。像花一樣的白黴菌有細軟的絨毛，內部則是柔軟質感的膏狀，能品嘗到香菇、酵母、苔蘚、榛果、奶油等豐富的味道。

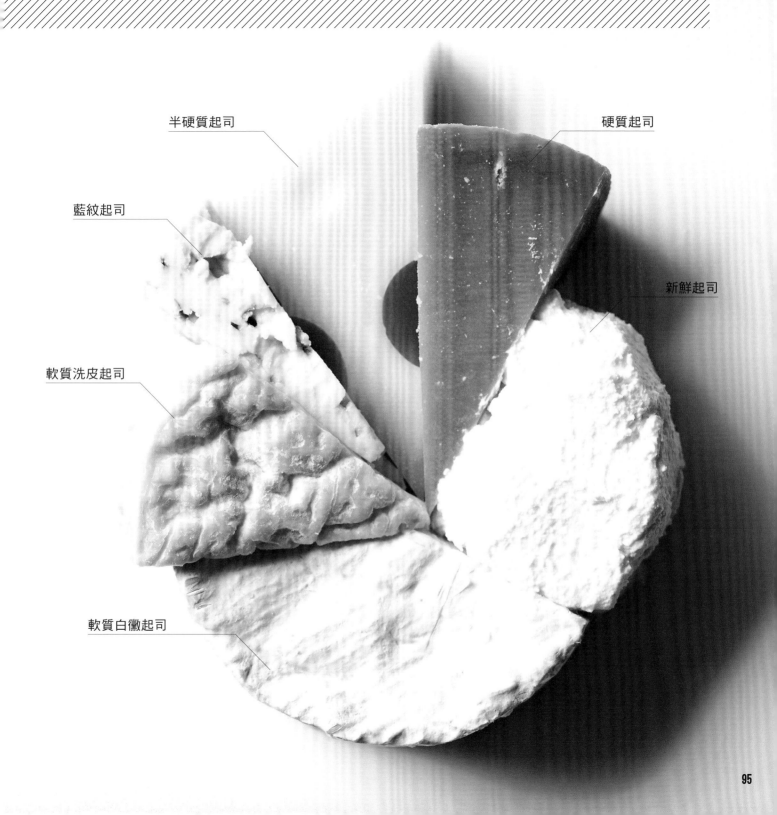

半硬質起司

硬質起司

藍紋起司

新鮮起司

軟質洗皮起司

軟質白黴起司

中式果雕
>>> CHINESE CARVING

將中國料理妝點得更加華麗的果雕藝術，從在蛋殼上雕刻圖案的技法開始，活用各種食材，展現自然、動物、植物和人物形象。在中國料理中，果雕已是不可或缺的部分，並占有一定地位。許多中餐主廚為了熟悉果雕技術，從年輕時便開始鑽研。以下由紅寶閣餐廳的張度主廚示範三種基本果雕。

By 主廚張度

胡蘿蔔花 Flower

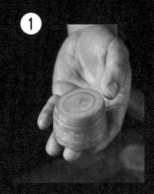

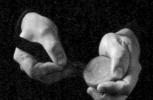

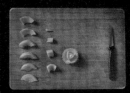
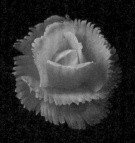

①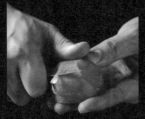

將胡蘿蔔切成 4～5cm 厚的大塊，當成花朵的底座部分先削圓。先削出 5～6 個面，再將邊角部分修成平緩的圓弧狀。

②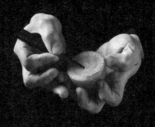

使用尖銳的刀子，移動刀刃雕出薄薄的花瓣模樣。從最底下的花瓣開始雕刻，並注意胡蘿蔔的中央部分，刀子不要劃得太深。

③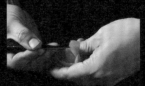

雕出一片花瓣後，將另一側空白的部分削下，做出立體感。再從削下的那面下刀，雕出薄薄的花瓣，並依此反覆進行。

④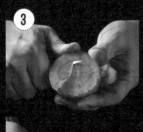

雕出 9～10 片花瓣後，為了更具立體感，要將胡蘿蔔多餘的部分削下，重複動作，完成胡蘿蔔花。

蘿蔔蝴蝶 Butterfly

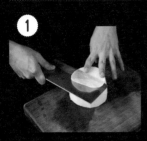

1

保留蘿蔔的圓筒形狀，用刀子往內薄薄地片一刀，末端要預留 1/4 左右。

2

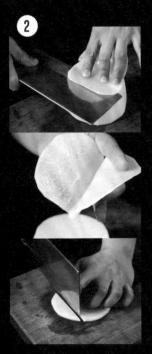

依同樣厚度再片一刀，然後完全切下。兩片蘿蔔相連部分即為蝴蝶的身體，將多餘的部分垂直切下。

3

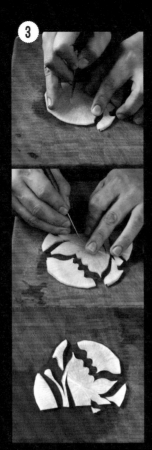

使用薄且尖銳的刀子，在重疊的蘿蔔片上，劃出一側的翅膀與觸角，拿掉切下的部分，往兩邊展開即完成。

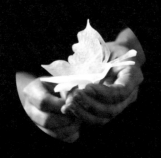

黃瓜翅膀 Wings

1

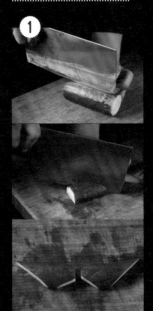

將黃瓜切成想要的翅膀長度，再切半；將切半的黃瓜，依照翅膀形狀修整邊角。

2

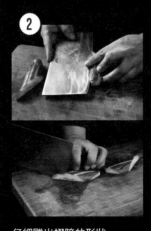

仔細雕出翅膀的形狀。

3

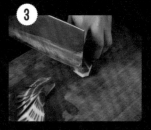

另一半黃瓜也依相同方法雕刻。

4

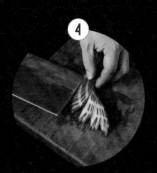

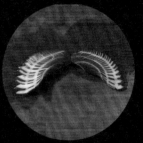

用刀背輕壓將翅膀展開即成。

油封的方法

>>> CONFIT

油封是歐洲在數百年前，長時間保存食物所使用的傳統方式，尤其是法國西南部一帶，為了冬天能持續吃到秋天獵到的鴨子與鵝，而做成的料理。因此完全不同於肉類原本的味道，這也是油封的特色之一。傳統的油封會將鹽撒在鵝或鴨肉上，醃製一段長時間再乾燥後，利用加熱融化出的脂肪，慢慢熬煮而成。因此，法國所指的「真正」油封，是利用鴨肉（特別是鵝肉）做的油封，雖然其他肉類也會放入鴨或鵝的油脂熬煮，但不算是傳統的油封。

包括地中海在內的其他文化圈，也有類似利用肉類本身脂肪來慢燉的烹調方式。在義大利南部的巴西利卡塔（Basilicata），會將香腸放入油中儲藏保存。黎巴嫩與敘利亞將羊肉放入油中燉煮成的Qawrama，就是傳統的過冬食物，將以香草和鹽醃製的肉風乾後，利用羊肉的脂肪油炸至酥脆，再密封儲藏。由於油封時隔絕了氧氣，因此能防止有害的細菌或肉毒桿菌等繁殖，保存得愈久味道愈好，這是因為肉質內部產生化學變化所致。另外，還沒有冰箱的年代，油封的目的就是了保存，需要使用大量的鹽分，現在為了享用美味，會將鹽漬和乾燥過程使用的鹽以水洗淨，再和其他食材一起烹調。

油封的重要步驟就是「鹽漬」和「乾燥」，傳統作法是將肉和鹽、香草、砂糖等一起醃製熟成，然後將油脂慢慢加熱，撈出內部流出的油脂並重新加熱，再密封保存，能長久食用的保存食物便完成了。

Confit 'Duck Leg'

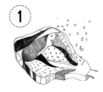

① 準備好雞胸肉並加以處理。

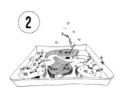

② 放入冰箱冷藏 24小時進行熟成。

③ 將調味料撥除並沖洗乾淨。

④ 烤箱預熱至 121℃，將融化的鴨油倒入大的法國砂鍋（Casserole）中，加熱6小時。

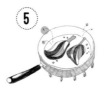

⑤ 去除油脂，放入煎鍋中煎熟。

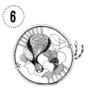

⑥ 與配菜一起擺盤即可。

油封蕈菇 Mushroom Confit

當成肉類或雞肉料理的裝飾，或與其他配菜一起品嘗。可單獨使用一種菇類，或將蘑菇、香菇、秀珍菇、杏鮑菇等各種菇類混合加入，風味會更好。也可加入百里香、迷迭香等香草，倒入油後放入烤箱。油封蕈菇使用過的油，大約可再進行三次油封，而且菇類的香氣會滲入油中。油封蕈菇和炒蕈菇，從體積上就能看出差異，因為炒過之後，水分會釋出，而油封則會讓菇類維持飽滿的外觀。油底下會像法式清湯般，浸泡出蕈菇高湯，盛出後做成菇類料理也很不錯。

油封鴨 Duck Confit

處理鴨肉時，同時將油脂刮下備用，融化油脂並撈出雜質後，就能長久保存，可當成料理用油。油封鴨會使用連皮的鴨腿，並將月桂葉、巴西里、百里香等香料切碎，和鹽以一比一的比例混合，均勻塗抹於鴨腿，醃製一天以上。再將醃過的鴨腿用水洗淨、瀝乾水分，完全浸入準備好的鴨油中，連同鴨油一起放入八十八至八十九度的烤箱中，烤二十四小時。然後將鴨腿取出冷卻，過濾留在油脂中的肉汁或雜質，另外冷卻，接著將鴨腿放入油中，再冷藏保存。放入冰箱後，鴨油就會凝固，因此每次取出使用時，要撥掉凝固的油脂，先放置室溫下，再將鴨皮部分烤至焦黃，如果內部也想烤得酥脆，可再多烤四至五分鐘。比起從鴨油取出後馬上食用，建議再多烤一次會更美味，因為肉質中含有的糖分，會與蛋白質結合並變成褐色，經過梅納反應的肉質會更有滋味。

油封番茄 Tomato Confit

烤盤中放入番茄、迷迭香、百里香、整顆大蒜、火蔥、胡椒粒、鹽，倒入能蓋過食材的油，將烤箱溫度調至一二〇度，慢慢烤約一小時三十分鐘。可以整顆當成料理的裝飾，或切碎後代替醬汁搭配料理，也可當成抹醬、搭配麵包，簡單卻帶有濃郁的風味。

By 主廚金恩熙

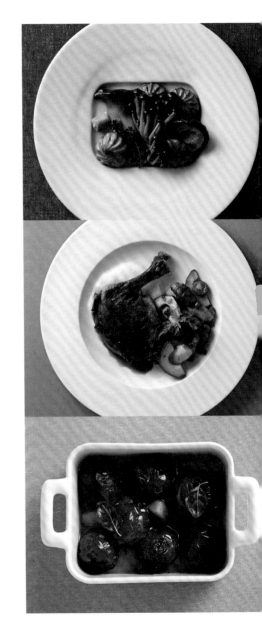

卡士達醬

>>> CRÈME PÂTISSIÈRE

從十七世紀開始,在法國,就會將牛奶、雞蛋、麵粉加熱做成濃稠的醬汁,也就是卡士達醬。英文稱作Custard Cream,是大家都很熟悉的一種奶油。製作時,最需要重視的就是清潔,由於牛奶、蛋黃與糊化的澱粉都很容易變質,需要快速作業,以免微生物繁殖。

By 甜點師李明哲

●

卡士達醬

材料

牛奶 500g、香草莢 1 個、砂糖(A)63g、砂糖(B)63g、蛋黃 120g、玉米澱粉 40g

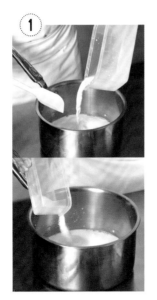

① 將香草莢和砂糖(A)加入牛奶中,煮至溫熱。

TIP

香草莢對半直切後,將裡面的籽挖出使用,外皮可一起加入。為了減低蛋腥味並改善風味,也能使用蘭姆酒、柑曼怡等代替香草莢。

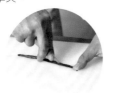

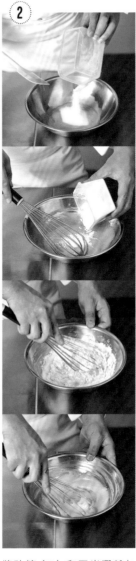

② 將砂糖(B)和玉米澱粉加入蛋黃中,用打蛋器攪拌,將材料完全混合。請注意蛋黃加入砂糖後,如果不馬上攪拌,砂糖就會結塊。不同種類的澱粉,糊化溫度與黏度也不太一樣,需要調整牛奶或蛋黃的分量。

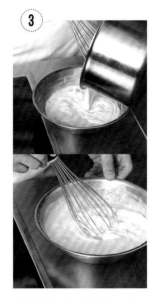

③ 將加熱好的牛奶的一半分量,少量多次加入 **2** 中拌勻。如果一次加入大量熱牛奶,會很容易結成團。

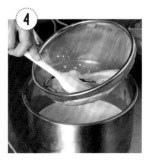

④ 將其餘的牛奶加入 **3** 中拌勻,過篩一次,再過濾出香草莢外皮或結塊的雜質。

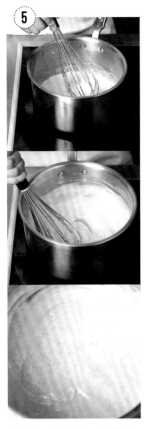

(5)

用中火一邊慢煮、一邊攪拌。如果從鍋底開始結塊，可利用打蛋器快速攪拌。當結塊慢慢不見，就會變得濃稠，然後持續攪拌，使其形成有光澤的奶霜形態。通常每 1 公升約需加熱 1 分鐘左右。

TIP

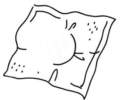

應用舒肥法！

卡士達醬要在 10 分鐘內冷卻至 4℃，才能抑制細菌活動。量少時可鋪開、放入冷凍室快速降溫，但量多時，就要應用舒肥法。將卡士達醬真空包裝後，放入 2～3℃的冷水中循環冷卻，以這種方式冷卻的卡士達醬，可以冷藏保存一週。將完全冷卻的卡士達醬，分成小包的真空包裝後，放入 85℃的水中，殺菌 2～3 分鐘，就能使用一週左右。

(6)

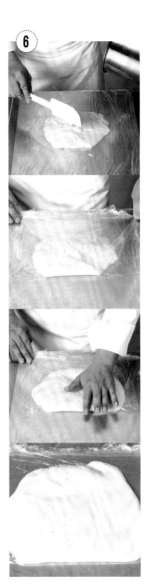

在導熱性佳的鐵盤或不鏽鋼盤上，鋪好塑膠袋，放入 **5** 鋪開後，蓋上塑膠袋再鋪開。此時需注意塑膠袋和卡士達醬之間不能有空氣。

(7)

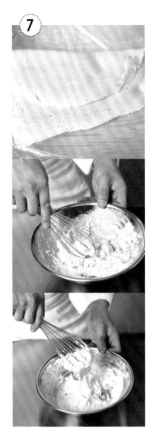

完全冷卻的卡士達醬質感會像布丁一樣，舀出所需分量，用打蛋器打至完全滑順再使用。

TIP

還可添加鮮奶油、巧克力、咖啡、杏仁、榛果糖、開心果醬、果泥、橙皮、檸檬皮、香草等各種味道和香氣。

玉子燒
>>> 日式蛋捲

玉子燒可以分成兩大類，一種是我們較為熟知，將蛋液煎成薄薄的蛋皮，然後一層一層捲起來；另一種是將蛋液一次全部倒入，再烘烤而成。以烘烤方式製作玉子燒時，從預熱平底鍋到烤好為止，需要兩小時以上，這段時間要完全集中精神製作，才能做出完美成品。以下是 Sushi Koji 的主廚 Koji Nakamura 製作烤玉子燒的詳細作法。

By 主廚 Koji Nakamura

材料

雞蛋（55～60g）14 顆、砂糖 110g、蝦子 8 隻、鹽 2g、酒精已揮發的味醂 90g、酒精已揮發的清酒 45g、淡口醬油 50g、山藥 300g、食用油少許

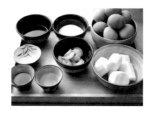

●

製作蛋液

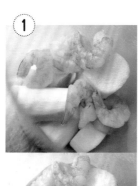

除了雞蛋和食用油，將其他食材放入深一點的碗中。

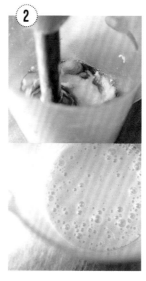

用手持攪拌機將所有材料絞碎混合，並打至細碎。

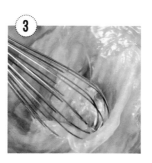

將所有雞蛋加入攪拌碗中，並完全打散。

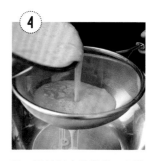

將 3 過篩以去除繫帶。有繫帶的話，玉子燒中會有白色的繫帶，顏色就會不均。

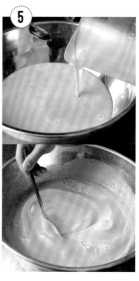

用湯匙輕輕攪拌，將 2 和完全打散的雞蛋混合均勻。如果使用攪拌機，容易產生過多的泡沫，當蛋液倒入平底鍋時，泡沫便會溢出，而且完成的玉子燒會有許多孔洞。

102

烘烤

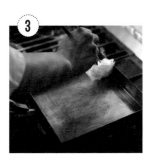

1

開始製作蛋液時，將油倒入平底鍋中至 1/3 的高度，用小火預熱 2 小時左右。為了做出完美的玉子燒，需要充分的預熱時間。

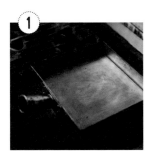

2

將油均勻沾附在鍋子四周。

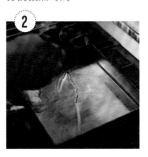

3

鍋子預熱至一定程度時，將油倒出，並將鍋中的雜質擦乾淨。

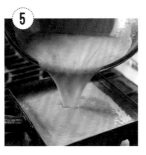

4

將蛋液滴在鍋子上，確認油的附著狀態，如果發出聲音並順利滴下，表示已均勻附著。倒入蛋液前，將火稍微轉大，火太小蛋液會黏鍋，太大則可能燒焦，火力的調節非常重要。

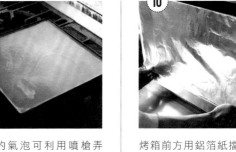

5

在均勻附著一層油的鍋中，倒入事先做好的蛋液，將火轉至最小，開始烘烤 50 分鐘。

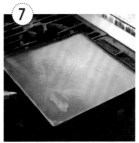

6

將浮在上方的泡沫撈除，才能避免上面的部分燒焦，以及變得不平滑。

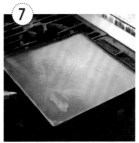

7

剩下的氣泡可利用噴槍弄破，噴槍要拿得遠遠地開火，才不會燒焦。

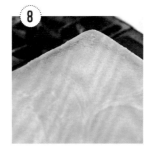

8

等四邊都熟了，再將火稍微轉大，讓蛋液整體都能變熟。此時，玉子燒會稍微膨脹，並變得軟嫩。

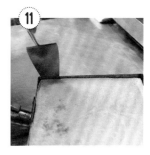

9

當蛋液膨脹高出鍋子 2～3mm 時，放入預熱好的烤箱中，用最低溫度烤約 1 小時。

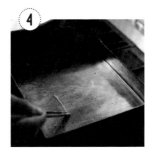

10

烤箱前方用鋁箔紙擋住，以免熱氣散掉。由於溫度低，沒有擋住的話，熱氣就會散掉，便無法均勻烤熟。

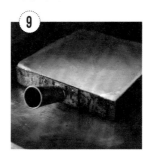

11

將完成的玉子燒從烤箱取出，四邊劃一圈脫模，並倒扣於盤中。

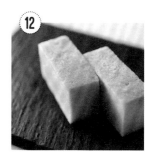

12

切成適當的大小即完成。

法式泡芙
>>> PÂTE À CHOUX

By 甜點師李明哲

●

泡芙

Choux 在法語中有高麗菜之意，因為泡芙圓圓鼓起的模樣很相似，便以此命名。利用澱粉糊化的製作方法，特色是內層為空心且輕盈，並有酥脆的外皮。

材料
牛奶 200g、奶油 90g、砂糖 4g、鹽 3g、低筋麵粉 100g、雞蛋 180g

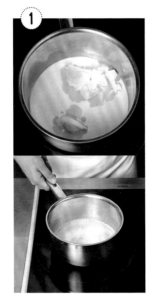

將牛奶、奶油、砂糖、鹽放入鍋中加熱，完全煮滾後關火。

將低筋麵粉過篩。如果留有麵粉團或省略了融入空氣的過程，麵糊就會不滑順。

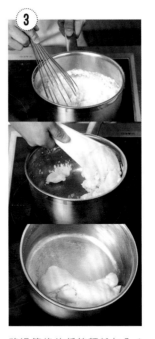

將過篩後的低筋麵粉加入 **1** 中混合，一開始用打蛋器輕輕攪拌，待水分完全吸收後，利用木勺攪拌至完全糊化，再以小火加熱並同時攪拌，等到結成一團，麵糊表面冒出微微的油分為止。

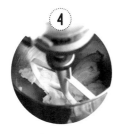

(4)

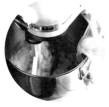

將糊化好的麵糊放入攪拌碗中,用拌打機(Beater)、採用非常慢速揉麵糊,並將雞蛋分成多次加入拌勻。

(5)

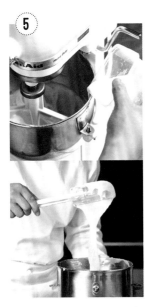

完成光滑且滑順形態的麵糊。假使麵糊乾澀的話,再加入蛋液或牛奶,補充水分。此時加入的液體溫度要與麵糊溫度相似,才不會分離。

(6)

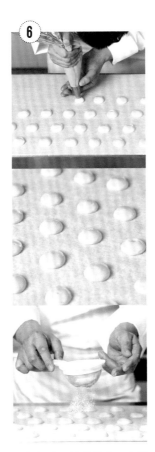

將麵糊填入擠花袋中,在烘焙紙上擠出想要的大小。施力要均勻,將麵糊擠出大約高 1cm 左右。再撒上糖粉,上面才不會過焦。

TIP

由於每種烤箱的溫度和時間略有差異,以此為基準再加以調整。

電烤層爐 Deck Oven

用 160 ～ 170℃ 烤 12 ～ 15 分鐘後,調整溫度,再多悶 30 分鐘即完成。

旋風烤箱 Convection Oven

先放入兩個鐵盤預熱至 220 ～ 230℃,將擠好泡芙麵糊的烘焙紙放到熱鐵盤上,將烤箱關火,悶 15 分鐘,再調整溫度至 150℃ 烤 25 分鐘。

(7)

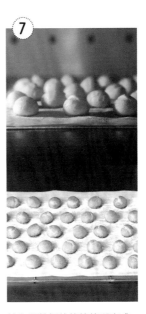

放入預熱好的烤箱烤即完成。

TIP

泡芙麵糊會圓圓膨起的原理

泡芙是利用澱粉的糊化與水蒸氣壓來成型。由於麵糊中含有的水分是粉材的兩倍,糊化的麵糊遇熱之後,含有的水蒸氣會出現變化,因氣壓膨脹使體積變大,而成為中空的點心。

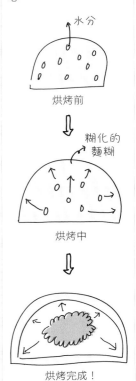

水分

烘烤前

糊化的麵糊

烘烤中

烘烤完成!

認識餐桌禮儀
>>> DINING TABLE MANNER

（杯子從左上方起，依順時針方向）
水杯 Water Glass
紅酒杯 Red Wine Glass
香檳杯 Champagne Flute
白酒杯 White Wine Glass

麵包盤 Bread Plate
抹醬刀 Butter Knife

甜點匙 Dessert Spoon
甜點叉 Dessert Fork

餐巾 Napkin
沙拉盤 Salad Dish
魚盤 Fish Dish
牛排盤 Steak Dish

牛排刀 Steak Knife
魚刀 Fish Knife
餐刀 Table Knife

餐匙 Table Spoon
湯匙 Soup Spoon

餐叉 Table Fork
魚叉 Fish Fork
牛排叉 Steak Fork

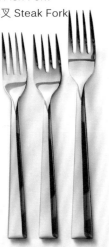
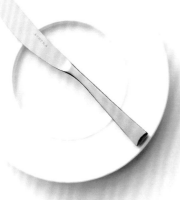
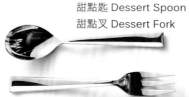
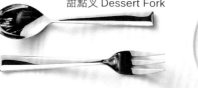
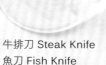
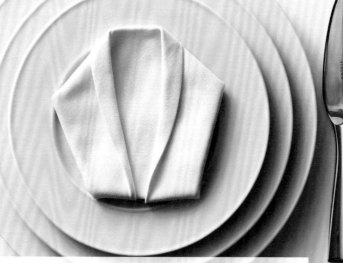

器物確認與使用順序
麵包在左邊，而水在右邊，請記住「左麵包右水」的公式。一般來說，
叉子會放在餐桌左邊，刀子放在右邊，並從最外側的餐具開始使用。

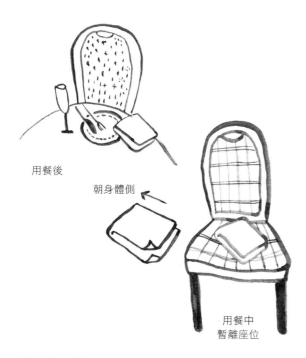

用餐後

朝身體側

用餐中
暫離座位

餐巾使用法

點餐至上完餐前酒後，通常會將餐巾攤開放在大腿上。在宴會上，則是乾杯後再攤開，將餐巾對折後，折線朝向自己身體的一側。暫時離開座位時，要將餐巾放在椅子上，回來後再重新使用。

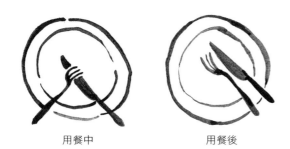

用餐中　　　　　　　用餐後

用餐中和用餐後的刀叉

刀叉的擺放可表示用餐狀態，用餐中時，刀叉要以八字形放在盤子上，並將叉子翻面。用餐後，則是將刀叉以平行的 11 字型放在盤子右側。

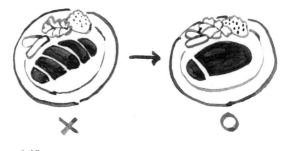

牛排

從牛排左側開始，利用刀子末端切成適口大小。如果一開始就用刀子全部切開，肉汁便會全部流出。

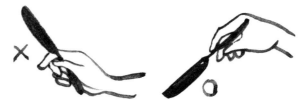

拿刀子的方法

將刀叉豎起、握在手中，相當失禮。用餐時，要將刀口朝下。

用葡萄酒杯接酒時

因為葡萄酒杯非常薄，杯子和酒瓶相碰會很容易破碎，因此接酒時，不要拿住或提起酒杯，只要行注目禮即可。

紅醬的應用

>>> TOMATO SAUCE

提起紅醬就會聯想到義大利，因為義大利的代表料理——義大利麵和披薩都會使用紅醬。以義大利麵為例，不論是我們熟知的義大利麵，或香辣茄醬筆管麵（Penne all'arrabbiata）、煙花女義大利麵（Pasta alla Puttanesca）等，多數義大利麵都使用紅醬當基底。此外，美國、法國、葡萄牙等地，也會以當地特有方式來製作紅醬。與其他母醬相比，紅醬衍生出的醬汁較沒有明確的分類，食譜也很紛亂，因此使用義大利與其他國家來分類，再針對不同地區的種類與特色食材做簡單介紹。

1.
煙花女醬 Puttanesca Sauce

義大利南部坎帕尼亞（Campania）大區的紅醬，會加入番茄、黑橄欖、鯷魚和續隨子（Caper），再加入義大利家庭常用的材料，如洋蔥、奧勒岡、大蒜等，所做成的辣味紅醬。有些區域不加鯷魚或是加入辣椒等，有許多種類的煙花女醬。

2.
香辣茄醬 Arrabbiata Sauce

為羅馬地區的紅醬，特色是加入義大利辣椒，做成辣味的醬汁。義大利語的 Arrabbiata 有「憤怒」之意，便以此名表現醬汁的辣味。基本上會加入洋蔥、大蒜、橄欖油等，有些會加入帕馬森起司或煙燻香腸等。

3.
拿坡里醬 Napolitan Sauce

又稱作 Marinara Sauce。其由來有兩種說法，有一說是當番茄傳入歐洲時，某位廚師開發了這種醬汁，而他所搭乘的船就叫拿坡里；另一說則是以前拿坡里的船員出海回來時，他們的太太就會做這種醬汁。基本上會加入番茄、大蒜、洋蔥、巴西里、香草等，也會再追加續隨子、橄欖或香辛料等。

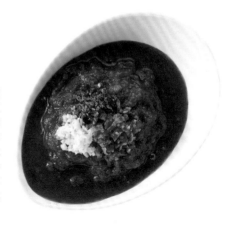

4.
米蘭式醬汁 Milanese Sauce

義大利北部米蘭地區的紅醬，利用雞或蔬菜的高湯，並加入番茄、洋蔥、大蒜、菇類、奶油等製成。再加上帕爾瑪火腿（Prosciutto）、火腿或醃製豬肉其中之一，最後加入削好的綿羊起司（Pecorino），就是一般的米蘭式醬汁。

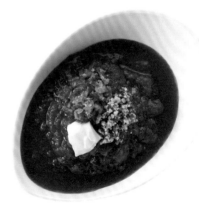

5.
波隆那肉醬 Bolognese Sauce

義大利波隆那地區特有的紅醬，也稱為 Ragù Sauce。該地區的料理，常會使用肉和起司並因此聞名，所以波隆那肉醬的特色，是一定會加入牛絞肉，再追加切碎的胡蘿蔔和芹菜。

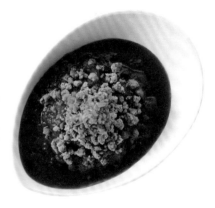

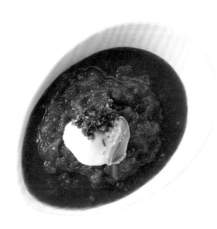

普羅旺斯醬汁 Provençal Sauce

引用法國東南部地區舊稱「普羅旺斯」而來，將該地區生產的乾燥香草與薰衣草混合而成的普羅旺斯香料，加入紅醬中，便以此命名。再加入洋蔥末、切碎的橄欖等，有時還會加入切成薄片的蘑菇。

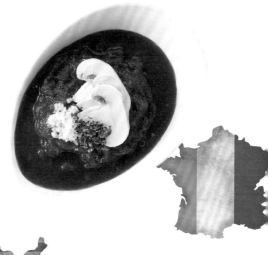

6.

奶油番茄醬 Cream Tomato Sauce

加入鮮奶油所製成的醬汁；也可加入酸奶，做成帶有酸味的紅醬。番茄再加上白酒醋、芥末、巴西里、龍蒿等做成醬汁，會搭配鮮魚沙拉、雞肉沙拉、馬鈴薯沙拉等，一起做成料理。

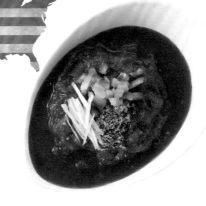

克里奧爾醬汁 Creole Sauce

屬於辣味的紅醬，也稱為西班牙醬汁。起源於美國路易斯安那州的肯瓊（Cajun）風味醬汁。除了加入洋蔥、卡宴辣椒和大蒜等，有些還會添加檸檬皮和奧勒岡。

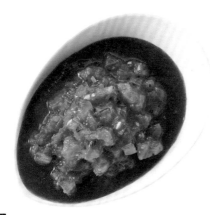

7.

羅勒番茄醬 Basil Sauce

比為一道冷醬，可用於雞蛋或魚類料理中，將切碎的番茄和大蒜、橄欖油一起炒過，再加入檸檬汁與羅勒拌勻。

葡式醬汁 Portuguese Sauce

將新鮮番茄稍微汆燙，去皮後將籽挖除，切成適當大小的番茄丁，加入紅醬中所製成。再加入巴西里末、洋蔥末、大蒜末等，就是所謂的葡式醬汁。

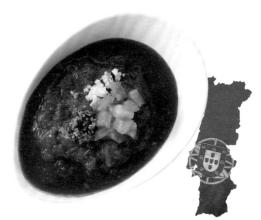

法式肉醬與肉凍

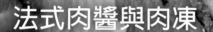

>>> PÂTÉ & TERRINE

從以前開始，肉醬和肉凍幾乎就是同義詞，以肝為主材料做成質感細緻的混合物，最近會被稱作肉醬，而較粗糙還留有紋理的則稱為肉凍。或者，放入模具中煮熟再成型也稱肉醬；而先將內容物煮熟，再放入模具中成型的則是肉凍。也有加入豐富的豬肉與內臟，做成樸實的鄉村式肉醬（Pâté de Campagne），或是散發白蘭地香氣，用鵝肝與松露層層相疊而成的豪華版本，範圍非常廣泛。

By 主廚任基學

Pâté de Cannard aux Figues
Duck breast, foie gras, figs, walnuts
鴨胸肉、豬頸肉、鵝肝、用白蘭地醃漬的無花果與核桃

Pâté de Monsieur
Pork jowl, brandy, foie gras, cherry
派皮包覆的豬頸肉、白蘭地、鵝肝、櫻桃

Terrine de Foie Gras aux Pommes
Traditional cured foie gras stuffed with apple and cranberry
傳統方式鹽漬的蘋果及鑲入蔓越莓煮的鵝肝

Pâté de en Croute
Pork loin, port, foie gras, truffle
豬里肌、葡萄酒、鵝肝、黑松露

Pâté de Canard
Duck breast, foie gras, puree, pistachio
波爾多醬汁醃製的鴨胸肉、鵝肝、果泥、開心果

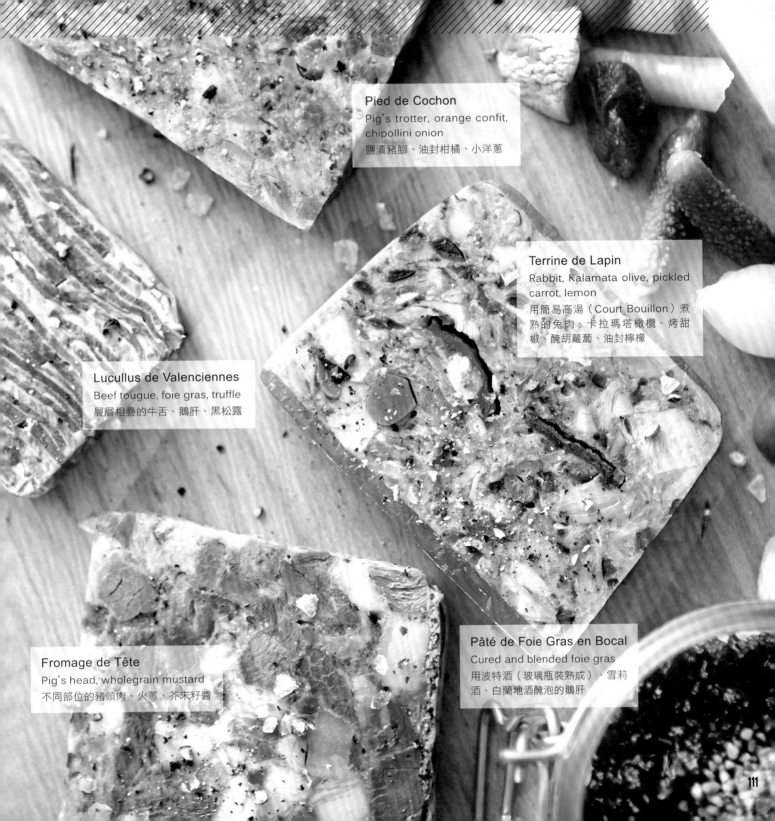

Pied de Cochon
Pig's trotter, orange confit,
chipollini onion
鹽漬豬腳、油封柑橘、小洋蔥

Terrine de Lapin
Rabbit, Kalamata olive, pickled
carrot, lemon
用簡易高湯（Court Bouillon）煮
熟的兔肉、卡拉瑪塔橄欖、烤甜
椒、醃胡蘿蔔、油封檸檬

Lucullus de Valenciennes
Beef tougue, foie gras, truffle
層層相疊的牛舌、鵝肝、黑松露

Fromage de Tête
Pig's head, wholegrain mustard
不同部位的豬頭肉、火蔥、芥末籽醬

Pâté de Foie Gras en Bocal
Cured and blended foie gras
用波特酒（玻璃瓶裝熟成）、雪莉
酒、白蘭地酒醃泡的鵝肝

義大利麵的相關工具

1.

義式麵疙瘩壓紋板 Gnocchi Board

義式麵疙瘩是將馬鈴薯水煮後，加上麵粉和起司等揉成麵糰，再切成拇指般大小的一種義大利麵。將麵團放在壓紋板上，稍微用力往下壓，產生凹凸不平的溝紋後，就能讓醬料附著於這些溝紋之間。

2.

義大利麵滾麵刀 Pasta Cutting Roller

能切麵條的擀麵棍。將麵團薄薄鋪開後，用力滾動擀麵棍，就可依擀麵棍上的溝槽寬度做出義大利麵。隨著不同的溝槽寬度大小，能做出寬麵或細麵。

3.

木板 Pettine

製作通心管麵 Garganelli 的工具，將麵團放在像梳子般的木板上，再捲起製作而成。麵團要擀得非常薄，才能呈現出溝紋的模樣。

4.

切麵刀 Pasta Cutter

可分為平滑的刀刃與有齒花的切麵刀。有齒花的切麵刀能切出波浪狀，製作義大利餃時會使用；還可用來切出各種形狀。

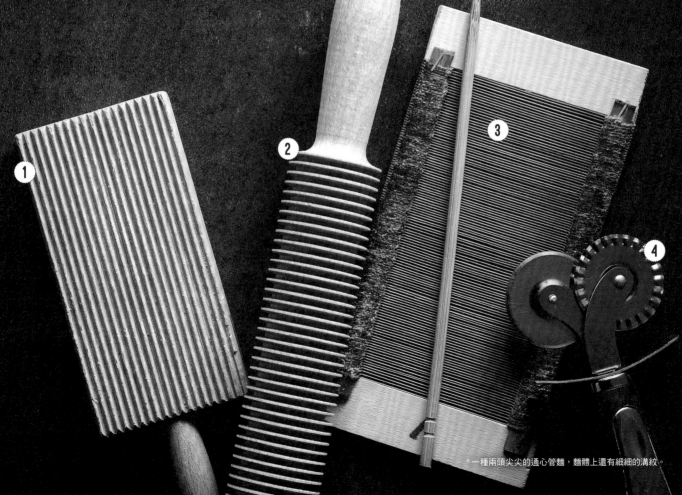

一種兩頭尖尖的通心管麵，麵體上還有細細的溝紋。

煮出美味的義大利麵

製作義大利麵時，最重要的就是好好地煮麵。煮麵時，如果沒有用鹽適當調味，就會搞砸整體味道。不只是麵條本身無味，無論怎麼加重醬汁味道，還是無法與平淡的麵條融合。有些書上會寫「水的味道要像地中海般鹹才行」，不知為何，關於煮麵條的水量和鹽，對我們來說都很抽象，而且只是大致了解。

以下是煮義大利麵時，必須知道的水和鹽的完美比例。在乾燥麵條的情況下，一公升的水中要加入一〇％的鹽，也就是十克；生麵則加入一半分量（五克），這就是能煮出美味義大利麵條的黃金比例。

By 主廚 Antonio Shim

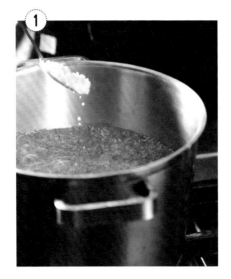

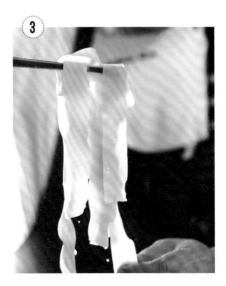

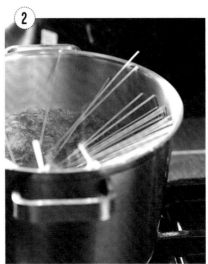

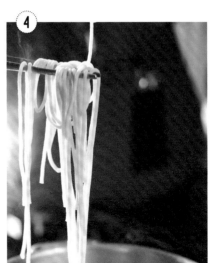

義大利生麵

>>> FRESH PASTA

根據使用醬汁的不同，麵粉、粗粒小麥粉與雞蛋的比例也會有所差異。本食譜是將粗粒小麥粉與麵粉以一比一（共一公斤）的比例混合，再加入四顆全蛋與兩顆蛋黃。追加的兩顆蛋黃，能讓義大利麵有漂亮的迎春花色。也有不少人會將麵粉與粗粒小麥粉以七比三的比例混合。

By 主廚 Sebastiano Giangregorio

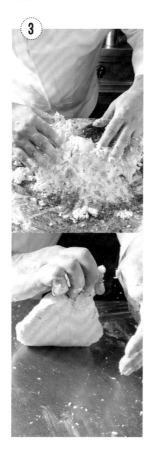

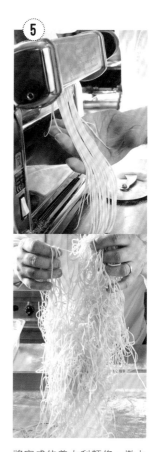

將粗粒小麥粉、鹽、麵粉混合均勻後，中央挖一個凹洞，打入 3 顆雞蛋，先完全打散，再加入 1 顆雞蛋，以及 2 顆蛋黃。

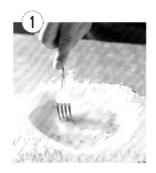

用叉子慢慢把麵粉與雞蛋拌開，攪拌至一定程度後，用手搓揉至表面平滑，再用保鮮膜包起，靜置室溫下醒麵。

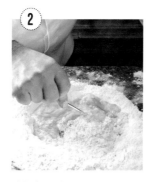

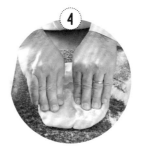

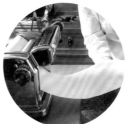

將麵團分開成容易通過機器的扁平狀，用機器壓 2 ～ 3 次至想要的厚度為止。

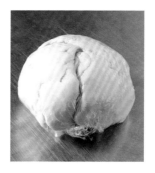

將完成的義大利麵條，撒上粗粒小麥粉，乾燥後可直接料理或冷凍保存。結冰狀態下放入滾水，大約要煮 2 分鐘。

認識甜點師
>>> PÂTISSIER

專門製菓和麵包的師傅名稱。法語中的製菓師為 Pâtissier，女性則被稱作 Pâtissière。經常會被混淆的，就是未區分製菓師和麵包師，一律稱作 Pâtissier。其實 Pâtissier 主要指製作糕點（Pastries）和甜點的人，雖然他們也會烤麵包，但專門負責烤麵包的人，應該稱為 Boulanger（麵包師傅）或 Baker（烘焙師）。在飯店的廚房或餐廳烤麵包、負責製作甜點的廚師，也叫做 Pastry Chef（點心師）。

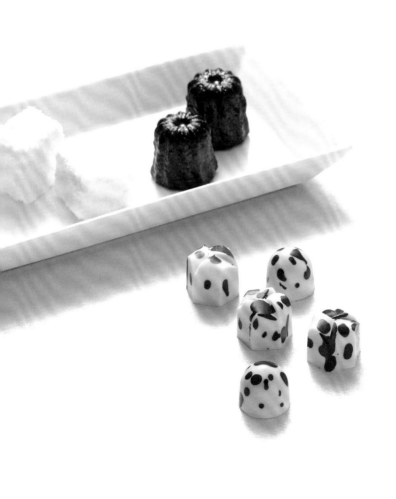
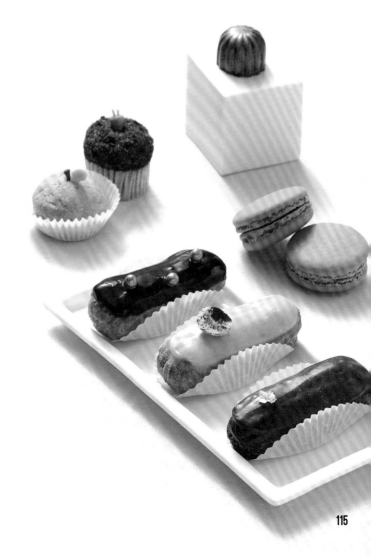

平底鍋料理法

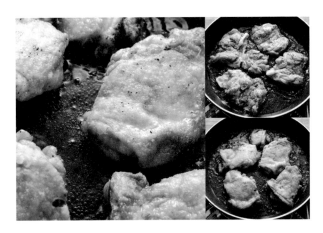

煎 Pan Frying

Frying 是指放入油中炸的烹調法，而煎的烹調方式，油大約為食材高度的一半，與油完全蓋過食材的油炸（Deep Frying）相比，相對來說比較容易，而且優點是形狀不會散開。煎食物時，要先沾上麵粉或麵包粉等麵衣，或將材料放入麵糊中混合。與直接將食材放入鍋中烤的方式相比，散失較少的水分，能同時品嘗到酥脆的外皮（Crust）和溼潤的內層。主要會使用大豆油、橄欖油、起酥油等，地區性的鄉土料理也會使用豬油、鵝油等。煎的時候，鍋子要夠大，食材才不會疊在一起，並能盡量鋪開。如果食材太多的話，油的溫度會立刻下降，導致麵衣容易脫落，便無法煎得酥脆，材料還會吸附太多油脂。建議使用導熱性低、不容易冷卻，追加倒入冷的油也不會馬上冷卻的厚鍋為佳。

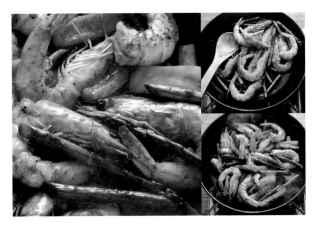

炒 Stir Frying

亞洲主要使用的烹調法。中式的平底鍋料理，以炒為代表性的烹調方式，韓國大致也是如此。雖然類似拌炒（Sauté），但炒的火力更大，而且講究迅速炒熟，要將材料切得更小，像是切成手指般的長度，或是骰子狀，有些也會切成細絲。炒也會因為加調味料的時機與分量不同，使外觀產生差異。中式還可分成加入水分多的醬汁來炒，以及將油當成醬汁乾炒的料理。做熱炒料理時，將鍋子預熱後，加入油再放食材拌炒，或先放入大蒜、蔥、生薑等，讓油附著香氣後，再放入主材料。由於食材的大小或軟硬程度不同，所需時間也會不同，必須計算時間差、依序放入。此外，香氣容易散失的材料，要在最後步驟再加入。

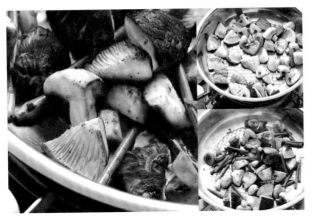

拌炒 Sautéing

在高溫下，用少油快速料理的烹調方式。Sauté 在法語中有「跳、越過」之意，如同字面上的意思，拌炒就是搖晃鍋子讓食材自己翻動混合。基本上就是利用鍋子和食物之間的熱傳導，與炒相比，差異在於分量少且時間短。一般來說，加入鍋中的材料不能切得太厚，只將表面炒至變色，才能維持口感、水分及材料的原味。拌炒時，要先預熱至鍋中開始冒出熱氣，也就是冒煙點（Smoking Point）。拌炒肉類、雞肉、魚類時，材料的肉汁會釋出流到鍋中，可再加入鮮奶油、紅酒或奶油等煮成醬汁、當作佐料，是相當常見的作法。也可加入奶油、麵粉和高湯做成肉汁醬（Gravy），或將做好的多蜜醬汁、紅醬加入鍋中，增添主材料釋出的味道和香氣。

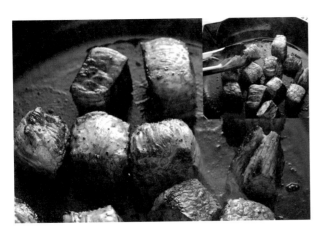

炙燒 Searing

Searing 原本有「像燒焦一樣」的意思，當成烹調用語是指在非常高溫下，將表面烤成深褐色或如同燒焦般。炙燒並不會在鍋中就將材料內部完全煮熟，而是放入烤箱中烤（Roast）、慢火燉（Braise）或燴（Stew）的前一個階段。先將肉的表面烤熟，利用梅納反應增加肉的香氣，以及讓顏色更加誘人，最大的原因是能鎖住肉汁。材料炙燒過後再料理，與直接料理相比，其水分含量會有顯著的差異。鍋子完全燒熱後，稍微淋上油，放入準備好的肉並烤至焦黃，此時肉的每一面各要接觸鍋子一次，才不會流出太多肉汁。

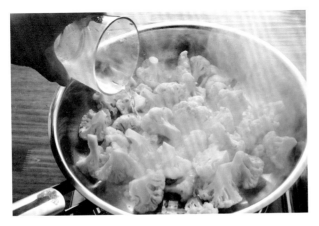

蒸 Pan Steaming

在鍋中料理時，利用加水所產生的水蒸氣讓食材煮熟的方式。在燒熱的鍋中，一點一點加入水的話，瞬間就會產生高溫的水蒸氣，主要是在料理蔬菜時，為了短時間內能保留水分，就會利用蒸的方式，尤其是白花椰、綠花椰、胡蘿蔔、櫻桃蘿蔔等，適合較硬的蔬菜。由於不是用水煮的方式，能完整保留原本的香味、顏色或口感等。料理方式是在預熱好的鍋中，稍微淋上油，放入蔬菜拌炒一下，再倒入水並蓋上鍋蓋蒸熟。也可改用雞高湯或高湯，更能增添風味，或者加入能提升香氣的紅酒或果汁等。

鍋子的種類

1. 歐姆蛋鍋

理想的歐姆蛋表面為淡褐色、內層軟嫩，但做起來並不簡單，必須捲成像橄欖球的形狀，而且很容易裂開。想要完美呈現的話，鍋子的選擇就非常重要，一只順手的厚鑄鐵鍋或不沾鍋，直徑約為二十二公分最為適當。

2.Paella 鍋

Paella 在巴倫西亞語（Valencian）中有平底鍋之意，是從拉丁語的 Patella 而來。這種底部寬而淺的圓型鍋身、兩邊有把手且沒有鍋蓋的鍋子，被稱作 Paellera。雖然我們常叫它 Paella 鍋，事實上 Paellera 才是正確說法。照片中是傳統的鋼製 Paella 鍋，在西班牙很常使用。仔細觀察碳鋼合金製成的鍋子，可以看到表面上有細密的凹洞，能均勻分散熱源。第一次用於製作西班牙海鮮燉飯時，鍋子會吸收味道，並改變其顏色。有各種不同的材質，像是鋼、不會變色的不鏽鋼、能保溫的厚鐵，以及能保留料理炭火味的銅等。

3. 炒菜鍋

有人說中式料理是「從炒菜鍋開始，也從炒菜鍋結束」，而中菜廚師要熟悉炒菜鍋的用法，的確需要花很多時間。中菜的核心就是炒菜鍋的用法，在溫度恰好的鍋中，將基本材料於適當的時間點放入，均勻地附著油或醬料來

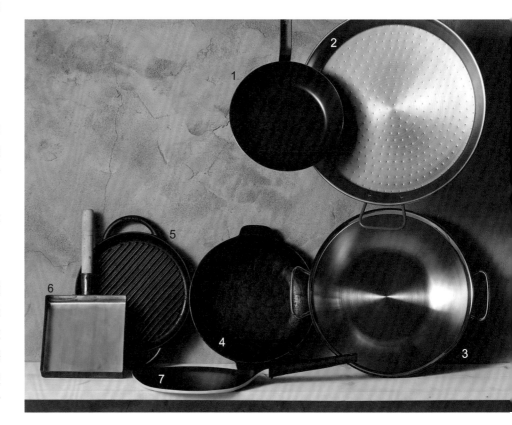

炒，只要稍微錯過時機，大火就會將材料炒焦。為了能從容使用它，剛購入時，養鍋的方法就很重要。首先將炒菜鍋放在大火上乾燒，此時雜質會燒焦並冒煙，如果有明顯燒焦物，可用鋼刷清除。然後在沖洗乾淨的炒菜鍋中，倒滿水並煮沸，就能去除鐵味。最後讓鍋子均勻沾附上油，再用廚房紙巾擦掉，直到沒有汙垢為止，養鍋就此完成了。炒菜鍋只要使用一般平底鍋一〇％的油量，就能俐落地完成料理，善加使用的話，就能品嘗到美味的熱炒料理。

4. 煎鍋

煎東西時使用的鑄鐵容器，外觀像鍋蓋般扁圓，部分會有鍋柄或把手。這樣的煎鍋，其材質和形態類似鐵鍋的鍋蓋。用煎鍋煎東西時，油一定要均勻，將蘿蔔或南瓜切成薄片後，沾上油再輕壓即可。使用後如何保存非常重要，保存的方法是先用菜瓜布之類的工具清乾淨，使鍋中完全沒有殘渣，然後擦上油並用吸油紙包好，才不會生鏽。假使煎鍋生鏽，去除鏽斑後，要充分上油，再煎一下烙餅之類的食物養鍋。

5. 烤盤

製作蔬菜、魚、雞肉、鴨肉、牛排等料理時，能呈現高級餐廳水準烤紋的鍋子。以鑄鐵做成的烤盤底部有優秀的導熱性，能均勻分散熱源，增添食物的味道和香氣，並有助於讓食物從廚房端上餐桌時，都維持溫熱的狀態。

6. 蛋捲煎鍋

又稱為玉子燒鍋，一開始好好養鍋的話，只要使用少量的油，也能做出漂亮的蛋捲。購入後，要倒入足夠的食用油，放在大火上燒熱，等油充分加熱後，再將油倒出並冷卻，重複這樣的步驟三次，讓鍋子附著一定程度的油，最後鋪上廚房紙巾，倒入食用油將紙巾完全沾溼，靜置後再加以使用。

7. 可麗餅煎鍋

可麗餅煎鍋為十英吋的圓形煎鍋，會用來製作薄薄的可麗餅。最初是在法國的布列塔尼地區使用，再流傳開來。傳統的法式可麗餅煎鍋很薄，邊緣稍微傾斜，並且尺寸較大。如果是初次製作可麗餅，要選擇容易沾附的可麗餅煎鍋。先用稍大的火預熱後再使用，如要確認是否為適合製作可麗餅的溫度，可以滴一滴水測試，假使水滴發出聲響並蒸發，就表示溫度恰當，萬一水滴濺起或散開，則表示煎鍋過熱。

製作青醬

>>> PESTO DI BASILICO

青醬的種類非常多樣，例如，熱那亞青醬的羅勒並非切碎，而是用石臼搗碎，完全呈現香草的香氣；帶有溫和味道與柔和香氣的利古里亞（Ligurian）橄欖油，是為了提出青醬的香氣與味道，而特別製作的橄欖油。

將主材料搗碎製成的青醬，無須再加熱，就能充分呈現材料的原味。主要使用羅勒和松子，也可依個人喜好再加入蔬菜和堅果。以下介紹各式青醬食譜。

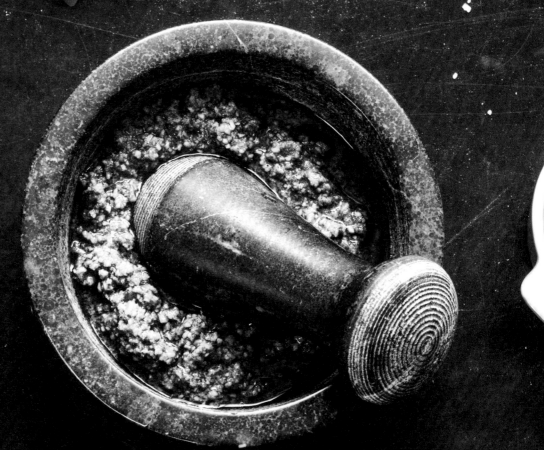

1.

芫荽青醬 Cilantro Pesto

材料 芫荽 2 杯、大蒜 2 瓣、烤腰果 1/4 杯、帕馬森起司 1/2 杯、橄欖油 1/3 ～ 2/3 杯、萊姆汁 1T、鹽及胡椒粉少許

1. 將芫荽、大蒜、烤腰果、帕馬森起司放入食物調理機中。
2. 啟動食物調理機時，加入橄欖油來調整濃度。
3. 將萊姆汁、鹽、胡椒粉加入 **2** 中調味便完成。

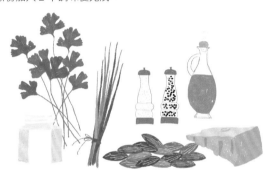

2.

巴西里青醬 Parsley Pesto

材料 巴西里 4 杯、細香蔥 3/4 杯、烤杏仁 1/2 杯、帕馬森起司 1/2 杯、橄欖油 3/4 杯、鹽及胡椒粉少許

1. 將巴西里、細香蔥、烤杏仁、帕馬森起司放入食物調理機中。
2. 啟動食物調理機時，加入橄欖油來調整濃度。
3. 將鹽、胡椒粉加入 **2** 中調味便完成。

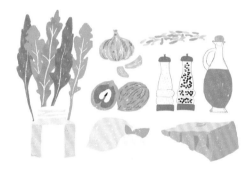

3.

芝麻菜青醬 Arugula Pesto

材料 芝麻菜 4 杯、大蒜 2 瓣、松子 2T 或烤核桃 1 杯、帕馬森起司 1/2 杯、橄欖油 1 杯、檸檬汁 2T、鹽及胡椒粉少許

1. 將芝麻菜、大蒜、松子或烤核桃、帕馬森起司放入食物調理機中。
2. 啟動食物調理機時，加入橄欖油來調整濃度。
3. 將檸檬汁、鹽、胡椒粉加入 **2** 中調味便完成。

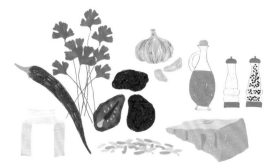

4.

紅醬 Red Pesto

材料 日晒番茄乾 260g、大蒜 1 瓣、松子 25g、紅辣椒 1 根、巴西里 1/2 杯、帕馬森起司 1/4 杯、橄欖油 125ml、鹽及胡椒粉少許

1. 將日晒番茄乾、大蒜、松子、紅辣椒、巴西里、帕馬森起司放入食物調理機中。
2. 啟動食物調理機時，加入橄欖油來調整濃度。
3. 將鹽、胡椒粉加入 **2** 中調味便完成。

蔬果泥
>>> 餐盤上的柔滑滋味

蔬果泥 Purée

增添料理味道的第一個方法就是搭配醬汁，醬汁風味超過數千種，並有無數的呈現方式。其中，蔬果泥是指搗碎的水果或蔬菜，用物理性力量將食材組織細胞破壞後，再重新混合。

番茄醬汁、蘋果醬汁、馬鈴薯泥、酪梨醬等都屬於蔬果泥，大部分的蔬果泥都有濃稠柔滑的質感。只要將蔬菜或水果搗碎就能完成蔬果泥，過去會先將食材組織軟化後，經過搗或磨的步驟，再用細篩過濾製成，因此會選擇爛熟變軟的水果，或是容易搗碎的堅果。而最近的攪拌機或食物調理機等機器，因為有強力的馬達，無論是生或熟食，都能製成蔬果泥。也會添加乾燥的香辛料粉、堅果或澱粉等，當成增稠劑。主要使用自然軟爛的水果，如樹莓、草莓、哈密瓜、芒果、香蕉等。

水果醬 Coulis

水果醬也是屬於蔬果泥的一種醬汁，將水果或蔬菜磨碎後，再用細篩過濾製成。一般會用砂糖或鹽等調味，除此之外，不會再有其他的添加物。

蔬果泥 Mash

Mash 和 Purée 是同樣的調理方式，不同點在於 Mash 為英語，Purée 則是法語。Purée 的質感較細緻，Mash 則可能相同或稍微粗一些。

TIP

如何使蔬果泥質感細緻？
希望蔬果泥入口時具有細緻感，首先顆粒就要磨得夠細，過篩之後，將大顆粒與小顆粒分開，就能去除大顆粒。此外，還有加熱搗碎的方法，或是先結凍，再解凍重新過篩的方法。

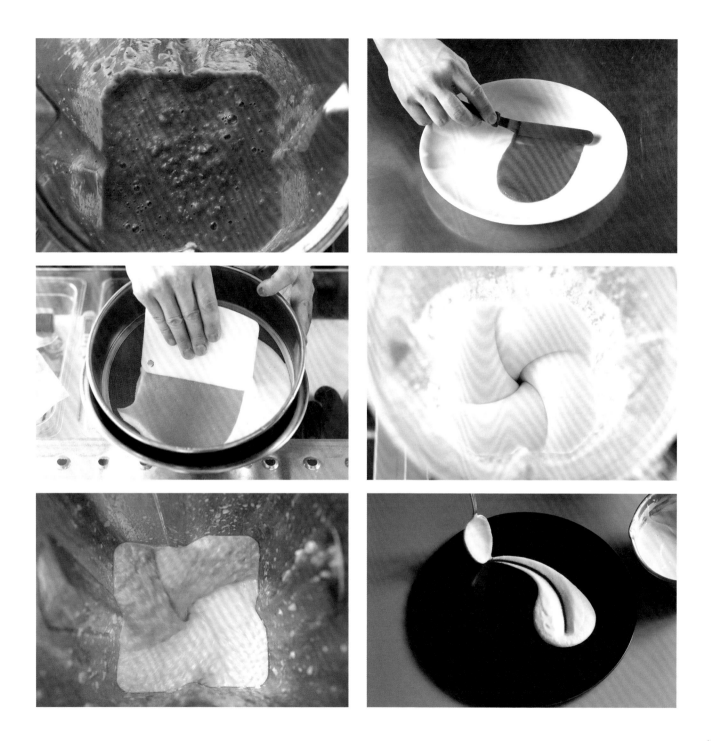

擺盤的方式

以下介紹 Table for Four 餐廳的金成云主廚,其美麗的擺盤技巧。主材料是富含油脂的鯖魚,將檸汁醃鯖魚的擺盤變成如同一幅油畫般。

●

Ready to Plating

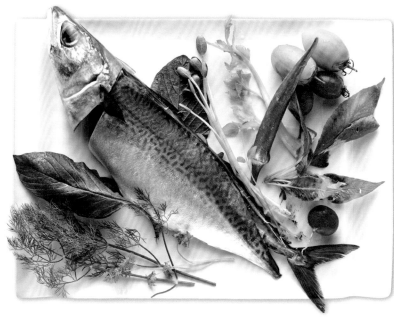

Ingredients
鯖魚與各式蔬菜、香草

Plate
使用稍微凹陷的圓形盤子,
液態的沙拉醬汁才不會散開,
並將材料集中盛裝於中央。

●
Plating Method

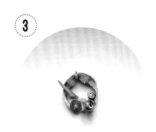

3

小番茄旁放上切成薄片的油桃。構圖需保持圓形，以繞圈的方式擺放。

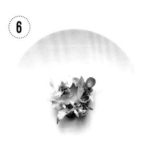

6

放上食用花。盤子上的食材顏色不要重複。

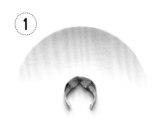

1

將鯖魚泡入加了鹽和醋的醃汁中，取出後將水分輕輕擦乾，放在盤子中央。

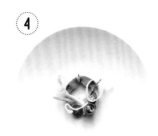

4

將皇宮菜與芹菜架在鯖魚上，此時不要太過偏離中心。

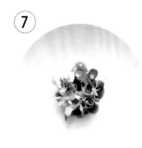

7

均勻淋上柚子沙拉醬汁，注意不要讓花材沾附太多醬汁。然後，再淋上香草油，綠色的香草油可讓不同顏色的食材更加醒目。

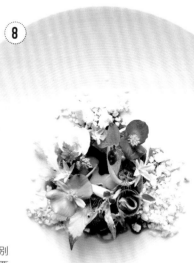

8

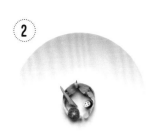

2

從上方開始，依順時針方向擺上蘿蔔籽、秋葵、韭蔥、小番茄。

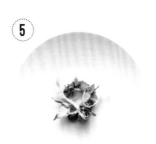

5

將葉子上看得到三種顏色的莧菜、蒔蘿、細葉香芹、藿香、西瓜嫩芽，以繞圈的方式擺放。

將雪泥狀的優格薄荷冰沙分別撒在三處，並調整分量，不要遮蓋住太多食材。

韓食調味醬

韓食中的「調料」，有著「希望食用後，能像藥一樣對身體有益，均勻加入各種食材製成」的意義，漢字就是「藥念」。韓國料理中，即使只有一種料理也會使用五、六種調味料，不單使用鹽，而是加入醬油、大醬、辣椒醬等來調味。韓食中的調味醬，作法與西式的母醬不同，無須花太多時間，步驟也較為簡單，只要活用醬料成品，調製需要的分量就能馬上使用。

韓食調味醬是由調味料和香辛料組成，混合攪拌多樣發酵食物，能去除食材腥味並具抗菌作用。「調料」包含所有的調味料與香辛，「調味醬」則主要使用醬油、大醬、辣椒醬、魚蝦醬、醋等發酵食物製成。調料加上其他食材，不經發酵就能製成各種調料；若發酵的話，就成為「發酵醬類」，兩者合稱韓食調味醬。以下介紹發酵調味醬與未發酵調味醬。

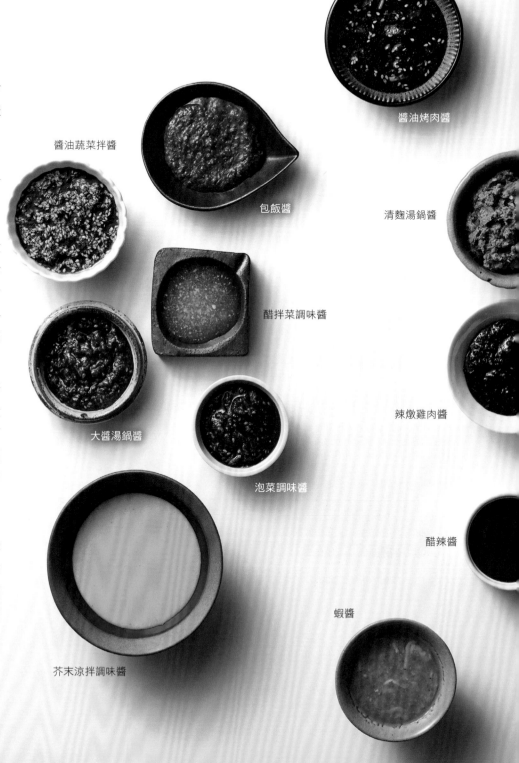

醬油烤肉醬

醬油蔬菜拌醬

包飯醬

清麴湯鍋醬

醋拌菜調味醬

大醬湯鍋醬

辣燉雞肉醬

泡菜調味醬

醋辣醬

蝦醬

芥末涼拌調味醬

● 發酵調味醬

醬油烤肉醬

最基本的醬油烤肉醬，可使用在烤肉、烤排骨等料理。再根據不同的主材料，調整砂糖或大蒜的分量。

材料

醬油 40g、砂糖 23g、玉米糖漿 7g、大蒜 5g、芝麻油 5g、蔥末 7g、芝麻鹽 1g、洋蔥 9g、胡椒粉 0.2g、清酒 5g

1. 將洋蔥切碎並去除水分。
2. 將砂糖和醬油加入碗中，均勻攪拌至砂糖融化。
3. 將所有材料放入鍋中，以小火慢煮。
4. 煮到快要開始冒氣泡之前便關火。
5. 待調味醬冷卻後再使用。

醬油涼拌醬

適合生菜的涼拌醬，加入辣椒粉的話，就能用來製作涼拌橡實凍。

材料

醬油 55g、醋 28g、砂糖 22g、蒜泥 6g、大蔥末 11g、芝麻油 7g、芝麻鹽 11g、胡椒粉 0.7g

1. 將醬油、醋、砂糖加入碗中，均勻攪拌至砂糖融化。
2. 將蒜泥、大蔥末、芝麻油、芝麻鹽、胡椒粉加入 **1** 中，再攪拌均勻即可。

辣燉雞肉醬

為辣燉雞湯用的調味醬，製作辣味牛肉或豬肉時，也可使用。用於豬肉時，要稍微增加生薑的分量。

材料

醬油 20g、砂糖 11g、辣椒醬 10g、辣椒粉 4g、蒜泥 4g、大蔥末 8g、薑末 3g、胡椒粉 0.7g

1. 將砂糖和醬油加入碗中，均勻攪拌至砂糖融化，再加入辣椒醬和辣椒粉拌勻。

2. 將蒜泥、大蔥末、薑末、胡椒粉加入 **1** 中，並攪拌均勻。
3. 倒入鍋中，以小火加熱，一邊攪拌至材料混合均勻。
4. 調味醬完成，待冷卻後再使用。

醋辣醬

加入醋和砂糖等，做成酸辣的調味醬。根據不同的主材料，可在基本食譜中增加薑汁、蒜泥或芝麻等。

材料

辣椒醬 12g、醋 60g、砂糖 30g、蜂蜜 30g

1. 將醋和砂糖加入碗中，均勻攪拌至砂糖融化。
2. 再加入辣椒醬和蜂蜜，攪拌均勻即完成。

大醬湯鍋醬

大醬湯鍋中使用的醬料，市面上也有現成產品。基本的大醬湯鍋醬中，可加入不同的主材料，如牛肉、牛蒡、蛤蜊等。

材料

大醬 160g、辣椒醬 24g、蒜泥 16g、蔥末 16g、清酒 64g

1. 將大醬、辣椒醬加入碗中拌勻。
2. 將蒜泥和蔥末加入 **1** 中拌勻，用清酒來調整濃度並收尾。

* 倒入調味醬 6 倍比例的水，加入馬鈴薯、蘿蔔等材料來煮。
* 大醬湯鍋要用小火慢煮，才能燉煮出風味；辣椒醬湯鍋則要用大火快煮，會更美味。

清麴湯鍋醬

清麴醬香濃的味道比大醬來得濃郁，可以在清麴醬中加入辣椒粉，來增添辣味，或加入洋蔥末調整鹹度。

材料

清麴醬 90g、大醬 25g、蒜泥 6g、青辣椒末 32g

1. 將清麴醬和大醬加入碗中拌勻後，放入其他材料，拌勻後即完成。

包飯醬

作法包括加入高湯、稍微拌炒的方式；或不加高湯、將所有材料混合。沒有炒過的包飯醬，能品嘗到大蒜和大蔥的辛辣感，完成後靜置半天，味道會更加濃郁。

材料

大醬 80g、辣椒醬 35g、砂糖 20g、蒜泥 8g、大蔥末 8g、高湯 15g、芝麻 5g、芝麻油 2g

1. 將大醬、辣椒醬、砂糖加入碗中拌勻。
2. 將蒜泥、大蔥末加入 **1** 中。
3. 高湯加入 **2** 中並調整濃度，再加入芝麻和芝麻油。
4. 所有材料加入鍋中後，以小火稍微拌炒。
5. 待調味醬冷卻後再使用。

* 切辣椒時，要先將蒂頭去除並去籽。
* 一般來說，高湯是加入牛肉、大骨、蔬菜、香辛料所煮成。

泡菜調味醬

基本的泡菜調味醬中的鯷魚魚露或蝦醬，可依個人喜好用其他魚蝦醬代替。最近還會使用甜度高的水果或蔬菜，磨碎後取代砂糖。

材料

鯷魚魚露 17g、蝦醬 6g、辣椒粉 28g、蒜泥 8g、薑末 3g、砂糖 3g、芝麻 3g、鹽 2g、糯米糊 51g

1. 將鯷魚魚露、蝦醬、辣椒粉等加入碗中拌勻。
2. 將蒜泥、薑末加入 **1** 中拌勻，再放入糯米糊、砂糖、鹽混合均勻，撒上芝麻即可。

* 將白菜 400g 用鹽醃漬後，加入 120g 的調味醬拌勻。
* 將糯米粉加入水中，煮滾後做成糯米糊。糯米糊製作比例為 1 杯熱水加 1 大匙的糯米粉。
* 使用辣的辣椒粉時，要先泡水一天左右，去除辣味後再使用。
* 辣椒粉的顏色不夠漂亮時，可加入磨碎的紅色甜椒或紅椒。

蝦醬調味醬

用蝦醬做成的調味醬，可以加入炒蔬菜中，或搭配白切豬肉。想要辣一點的話，也可加入青陽辣椒或辣椒粉。

材料

蝦醬 13g、蒜泥 2g、蔥末 4g、芝麻油 1g

1. 將蝦醬、蔥末、蒜泥放入碗中混合均勻。
2. 倒入芝麻油拌勻即可。

* 將櫛瓜 400g 加入大約 20g 的調味醬來拌炒。
* 六月生產的蝦醬稱作六月蝦醬，八月生產的則稱作秋蝦醬。
* 六月蝦醬較無腥味，常用在料理中；秋蝦醬則多用來做成泡菜調味醬。

醋拌菜調味醬

是一款酸酸甜甜的調味醬，可用來淺漬蔬菜再涼拌，或用來涼拌海帶等海藻類。還可加入辣椒粉或辣椒醬來增添辣味。

材料

醋 40g、蒜泥 5g、砂糖 28g、鹽 8g、水 15g

1. 將水、砂糖、鹽加入鍋中，均勻攪拌至完全融化。
2. 將 **1** 用中火煮滾。
3. 待 **2** 煮滾後，放入蒜泥和醋，再煮滾一次。
4. 調味醬冷卻後再使用。

* 將蔬菜 400g 加入 80g 左右的調味醬拌勻。
* 醋拌菜使用的醋，主要是味道較重的食用醋。
* 將食用醋和芥末一起使用，味道會更柔和、更適合搭配料理。

● 未發酵調味醬

芥末涼拌調味醬

為一種嗆鼻的辛辣調味醬，用來涼拌肉類、海蜇皮、海鮮等各種材料。也可加入蜂蜜或水果來取代砂糖。

材料

醋 30g、砂糖 15g、鹽 3g、水 20g、芥末粉 10g

1. 將大約 40 度的水倒入碗中，調入芥末粉，靜置 10 分鐘發酵。
2. 將醋、砂糖、鹽加入 **1** 中，並攪拌均勻即可。

三種海鮮高湯

>>> SEAFOOD STOCK

海鮮可以製作成料理的基礎高湯，就像以肉類骨頭熬煮而成的牛骨湯一樣，也有用白肉魚的骨頭熬煮的鮮魚高湯；以甲殼類煮成的甲殼類高湯；加入昆布與柴魚片的煮汁等，都是利用海鮮做成的高湯。與肉類高湯相比，特色是較為乾淨清澈，並且短時間內就能煮好。較適合魚類料理，尤其日本料理幾乎都會使用煮汁。

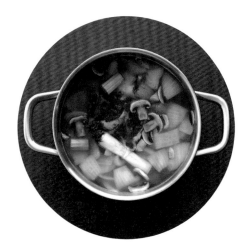

鮮魚高湯 Fish Stock & Fish Fumet

Fish Stock（清湯）和 Fish Fumet（濁湯）沒有太大差異，材料和作法也很類似，不同點在於，清湯是將魚骨、蔬菜和香辛料，加入水中一起用小火熬煮；濁湯會先將蔬菜加入食用油、以小火拌炒，增添風味後，再加入魚骨和水熬煮。有些專家會將兩者區隔，有的則視為同一種高湯。熬煮時間為三十五至四十五分左右，煮太久會失去魚類原有的味道。

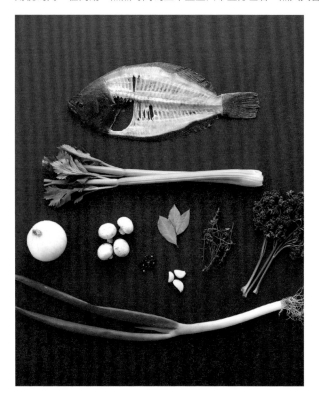

鮮魚清湯 Fish Stock

材料

白肉魚的骨頭 5kg、洋蔥 120g、芹菜 120g、歐防風 120g、大蔥 125g、水 4.3L、百里香 1 株、巴西里 3 株、月桂葉 1 片

1. 將洋蔥、芹菜、歐防風、大蔥切成適當大小，做成基礎調味蔬菜。
2. 用大蔥將百里香、巴西里、月桂葉包起，再用棉線綁好，做成法國香草束備用。
3. 將白肉魚的骨頭、基礎調味蔬菜、法國香草束放入水中，慢煮 35 ～ 45 分鐘，並撈除浮泡。
4. 將材料撈起，高湯另外盛裝，冷卻後保存或直接使用。

鮮魚濁湯 Fish Fumet

材料

白肉魚的骨頭 5kg、洋蔥 120g、芹菜 120g、歐防風 120g、大蔥 125g、蘑菇 300g、水 4.3L、白酒 1L、食用油 60ml、鹽 20g、百里香 1 株、巴西里 3 株、月桂葉 1 片

1. 將洋蔥、芹菜、歐防風、大蔥切成適當大小，做成基礎調味蔬菜；蘑菇切成薄片備用。
2. 用大蔥將百里香、巴西里、月桂葉包起，再用棉線綁好，做成法國香草束備用。
3. 鍋中淋上食用油，放入基礎調味蔬菜，用小火翻炒，但不要上色。
4. 放入白肉魚的骨頭和其餘材料，慢煮 35 ～ 45 分鐘，並撈除浮泡。
5. 將材料撈起，高湯另外盛裝，冷卻後保存或直接使用。

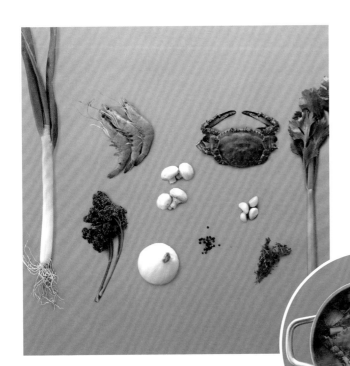

甲殼類高湯 Shellfish Stock

將鮮魚高湯的魚骨頭以蝦子、龍蝦、花蟹或貝類替換，可依個人喜好加入番茄糊，煮成紅色高湯。

材料

花蟹 2.5kg、蝦子 2.5kg、洋蔥 120g、芹菜 120g、歐防風 120g、大蔥 125g、水 4.3L、蘑菇 300g、白酒 1L、食用油 60ml、鹽 20g、百里香 1 株、巴西里 3 株、月桂葉 1 片

1. 將洋蔥、芹菜、歐防風、大蔥切成適當大小，做成基礎調味蔬菜；蘑菇切成薄片備用。
2. 用大蔥將百里香、巴西里、月桂葉包起，再用棉線綁好，做成法國香草束備用。
3. 鍋中淋上食用油，放入花蟹和蝦翻炒。
4. 放入基礎調味蔬菜，用小火翻炒，但不要上色，再放入其餘材料，慢煮 35 ～ 45 分鐘，並撈除浮泡。
5. 將材料撈起來，高湯另外盛裝，冷卻後保存或直接使用。

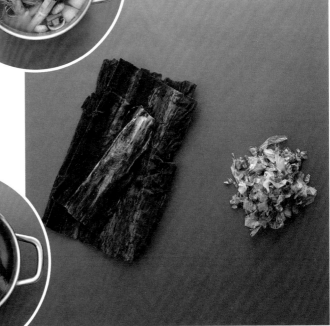

柴魚片高湯 Katsuobushi-dashi

日式料理中常用的高湯，加入昆布和柴魚片熬煮，有著豐富的鮮味。韓國則用鯷魚或乾蝦代替柴魚片。日本會將煮過一次的柴魚片和昆布，再重新放入來煮，第一次煮出的高湯較濃且味道更好，稱作「一番煮汁」，常用來做成湯料裡；第二次的高湯則是「二番煮汁」，會加入燉煮或蒸料理中。

材料

昆布 2 片（8 × 8cm）、水 4L、柴魚片 80g

1. 將水和昆布放入鍋中、以中火煮，快要沸騰之前，馬上撈起昆布。
2. 加入柴魚片並關火，2 分鐘後用篩子過濾。
3. 可直接使用或冷卻後保存。

火腿 & 香腸
>>> HAM & SAUSAGE

用豬肉做成的火腿、香腸等加工製品，一直都很受歡迎。根據不同的鹽漬方法，或加入不同食材來製作，便會衍生無數種類的火腿和香腸。

●
Cured Ham

醃製火腿主要指生火腿，將整塊豬肉鹽漬，再乾燥熟成。多在義大利、西班牙生產，會切成薄片食用，或搭配沙拉、法式迷你點心等。

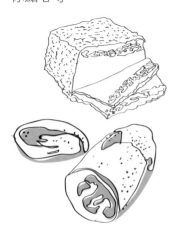

1.
帕爾瑪火腿 Prosciutto 義大利

從古羅馬時代就開始製作，是歷史悠久的義大利生火腿代表。主要使用豬大腿內側製成，整塊鹽漬後在空氣中熟成，未經歷燻製的過程。略鹹，但帶有香甜味道與香氣，以及軟嫩的口感，幾乎所有料理都能使用。

2.
蔻帕火腿 Coppa 義大利

將豬頸肉用鹽醃製調味後，再乾燥而成的義大利生火腿，脂肪比帕爾瑪火腿多。一頭豬身上只會有兩塊豬頸肉，相當珍貴。豬頸肉均勻分布著白色脂肪，能品嘗到豐富層次的味道，也稱作 Capicola。

3.
西班牙火腿 Jamón 西班牙

西班牙傳統的生火腿，將整塊豬後大腿肉用鹽醃製，再天然風乾製成，通常要一年的乾燥熟成時間。可分成用白豬肉製成的塞拉諾火腿（Jamón Serrano），以及用黑豬肉製成的伊比利亞火腿（Jamón Iberico）。用天然飼料與橡實所飼養的黑豬，製成的伊比利亞火腿稱為 Jamón Iberico de Bellota，為西班牙火腿中最頂級的一種。

4.
白火腿 Lardo 義大利

義大利北部代表性的加工製品，肥肉比一般豬肉含量多。使用至少九個月的豬隻肩膀部位，再經過數個月鹽藏熟成。烹調料理需要油脂時，就會利用白火腿，或切成薄片與湯品一起享用。肥肉軟嫩的口感可謂極品。

5.
義大利培根 Pancetta 義大利

將豬腹肉鹽藏製成的義式培根。義大利語的 Pancia 代表豬腹肉，Pancetta 則是稍作變化，有「小的豬腹肉」之意。種類包括大塊且扁平的 Pancetta Tesa，捲起製成的 Pancetta Arrotolata，以及加入蔻帕的 Pancetta Coppata。

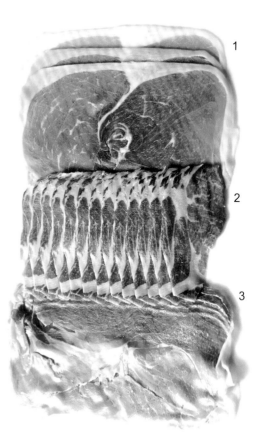

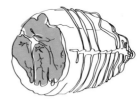

6.
古拉泰勒火腿 Culatello 義大利

製作帕爾瑪火腿的工匠，本來要將整塊豬後腿肉醃製，卻不小心去除了骨頭，只好直接鹽漬。雖然是失誤而做出的火腿，卻比帕爾瑪火腿還高級。將豬肉剝下後鹽藏，再用豬內臟或膀胱包起，最後經過二十個月的熟成。

●

Sausage

香腸是將各種香辛料和食材加入調味過的絞肉，再灌入豬或牛的腸子中，然後水煮的食物。可依使用的肉類或加入的食材來分類。

1.

義式肉腸 Mortadella 義大利

義大利波隆那地區所生產的香腸，將豬肉絞碎後，加入香辛料、脂肪、開心果等，再做成冷切（Cold Cut）。將混合物填入十至十五公分的人造腸衣中，用八十五度以下的溫度煙燻，或是水煮製作（圖 1 為 Italimenti 品牌的產品）。

2.

肉塊 Meat Loaf 美國

在絞得細碎的豬肉中，加入各種材料，再放入烤箱烤成。有些餐廳的肉塊，還會加入整顆橄欖，讓風味更清爽。

3.

巴伐利亞白香腸 Weisswurst 德國

從慕尼黑發源的白色香腸，混合豬肉與小牛肉製成，軟嫩的口感與風味可謂極品。

4.

煙燻香腸 Smoked Brats 德國

將白色的巴雷特香腸經過一次燻製做成的香腸。Brat 在德語中有切碎的豬肉之意，如同字義，它是使用切細碎後的豬肉，因此能品嘗到柔軟口感。

5.

法式煙燻香腸 Andouille 法國

將豬肉和辣椒、大蒜、胡椒粉等混合，灌入腸衣後，再煙燻而成的辣味香腸。法國較常食用，由於辣味足夠，不需要其他醬汁、直接烤就很美味。

6.

義式香腸 Italian Sausage 義大利

在豬肉中加入大蒜、茴香等製成，很適合搭配披薩、燉飯等傳統義式料理。

7.

法蘭克福腸 Frankfurter 德國

起源於德國赫森地區的一種長形香腸，有著隱約的煙燻香氣，以及在嘴裡爆開的絕佳口感。

8.

巴雷特香腸 Bratwurst 德國

德國代表性的白色香腸，一四三二年便有相關記載，可見其歷史悠久。通常會加入香草，能品嘗到淡淡的香氣。

9.

血腸 Blood Sausage

以豬血為主材料做成的香腸，不同國家會加入不同的食材。德國會加入大麥，英國主要會填入燕麥，韓國的血腸也是其中一種。

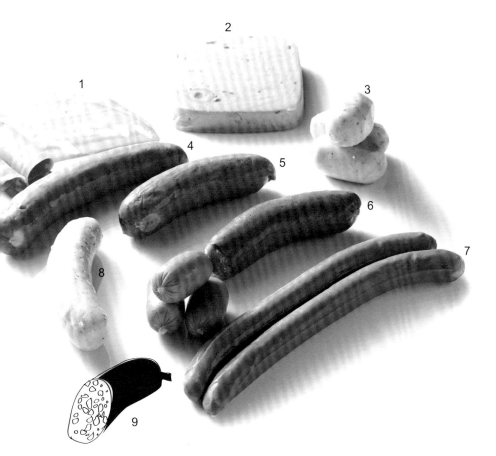

●

Dry Sausage

乾式香腸。在絞肉中加入脂肪、香辛料混合，再填入腸衣中，以低溫長時間乾燥製成。可以生吃或炒過，能用在各種料理中。

1.
薩拉米 Salami 義大利

在豬和牛的里肌肉中，加入豬的油脂塊，以鹽、香辛料調味得重一些，再風乾製成。不使用煙燻法，而是低溫長時間乾燥製成。觸感有彈性且不硬的話，味道會較好。

2.
西班牙香腸 Chorizo 西班牙

屬於西班牙乾式香腸之一。將製作火腿時剩下的豬肉切碎，加入各式香辛料再乾燥製成，而且材料絕對少不了紅椒或辣椒，因此帶有辣味。可直接切薄片食用，或加入西班牙海鮮燉飯、義大利烘蛋（Frittata）中。

3.
西班牙臘腸 Salchichon 西班牙

將豬肉的脅肋和背脊部位的培根肉混合後，加入鹽、胡椒粒做成內餡，再經過熟成。豬肉和脂肪的比例均衡且風味豐富，均勻鑲在其中的胡椒粒，更增添辛辣味。

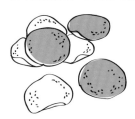

4.
義式臘腸 Pepperoni 義大利

常用來當成披薩配料的義式臘腸，為義大利的乾式香腸。加入大量的香辛料再乾燥製成，有著強烈的風味，主要會切成薄片使用。

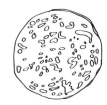

5.
熱那亞沙拉米 Genoa Salami 義大利

將豬肉與小牛肉切碎，加入大蒜、胡椒粉、紅酒混合製成的義大利乾式香腸。主要會切成薄片，加入三明治、沙拉、濃湯等料理。

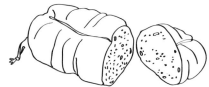

6.
辣香腸 Nduja 義大利

為義大利的乾式香腸，加入滿滿的義大利辣椒製成，特色是顏色通紅並具辣味。將調味好的豬肉填入腸衣後，再燻製而成。可以塗在麵包上，或加入義大利麵醬汁中，變化多樣。

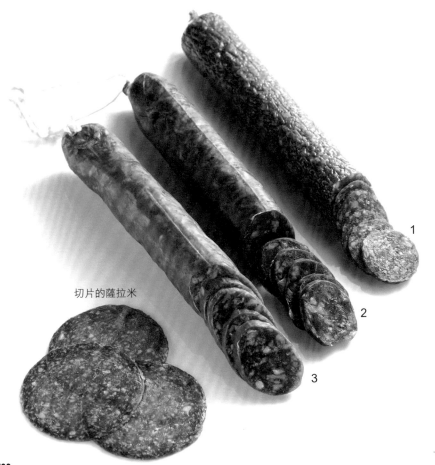

切片的薩拉米

1

2

3

●

Pressed Ham

壓型火腿。將絞碎的肉鹽漬或添加
調味料、香辛料等，填入腸衣後，
直接煮或蒸所製成的火腿。

3.
火腿片 Slice Ham
為了方便品嘗，將大塊火腿加工切成薄片，
可直接食用，主要會夾入三明治中。圖片
為 Freshian 品牌的產品，使用高科技切割
機，能切出厚度不到一公釐的火腿片。

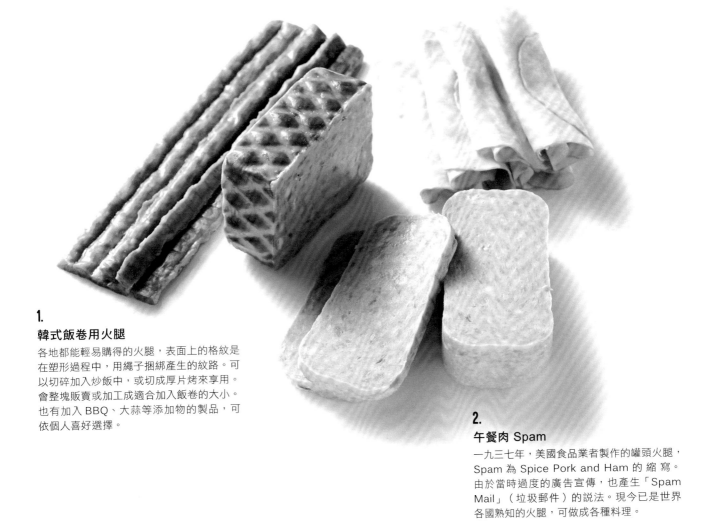

1.
韓式飯卷用火腿
各地都能輕易購得的火腿，表面上的格紋是
在塑形過程中，用繩子捆綁產生的紋路。可
以切碎加入炒飯中，或切成厚片烤來享用。
會整塊販賣或加工成適合加入飯卷的大小。
也有加入 BBQ、大蒜等添加物的製品，可
依個人喜好選擇。

2.
午餐肉 Spam
一九三七年，美國食品業者製作的罐頭火腿，
Spam 為 Spice Pork and Ham 的 縮 寫。
由於當時過度的廣告宣傳，也產生「Spam
Mail」（垃圾郵件）的說法。現今已是世界
各國熟知的火腿，可做成各種料理。

廚房中常用的香草

在歐洲料理中，香草的獨特香氣是很重要的元素，無論是法國或義大利料理，香草皆不可或缺，它能突顯料理味道。製作西式料理時，如果覺得味道有些不足，很有可能就是少了香草。以下介紹廚房中經常使用的幾種香草。

百里香 Thyme
有著淡淡的松香，適合搭配海鮮、魚類、肉類等。可以生食，或將葉子乾燥後磨成粉使用。

鼠尾草 Sage
有著突出的香味，葉和花皆可使用。非常適合搭配起司、香腸、家禽類料理。

薄荷 Mint
種類很多，最常使用的種類為蘋果薄荷、辣薄荷、留蘭香等。製作甜點時經常使用薄荷，也可加入沙拉，或乾燥後泡茶飲用。

迷迭香 Rosemary
香氣濃郁且強烈，主要用於肉類料理，或加入香腸、火腿中，還可將迷迭香乾燥後泡茶飲用。

細香蔥 Chive
隱約散發著類似韭菜或洋蔥的香氣，外形有點類似細蔥，通常會在料理最後，使用細香蔥增加香氣，或當成裝飾配料。

龍蒿 Tarragon

散發甜甜的香氣，帶有苦辣味，主要作用為提升醬汁的香氣，常用來製作沙拉醬汁或雞蛋料理。

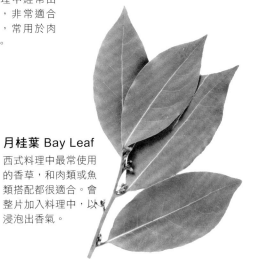

羅勒 Basil

具少許辛辣味，還帶有香甜的香氣。主要使用新鮮羅勒，葉和莖都可用來料理，是與番茄非常搭配的香草。

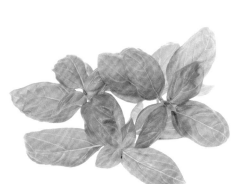

奧勒岡 Oregano

義大利料理中經常出現的香草，非常適合搭配番茄，常用於肉類料理中。

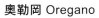

月桂葉 Bay Leaf

西式料理中最常使用的香草，和肉類或魚類搭配都很適合。會整片加入料理中，以浸泡出香氣。

巴西里 Parsley

帶有清新草香，將葉子切碎後，可在料理最後用來提升香氣，莖則能整株放入高湯或醬汁中熬煮。

荷蘭醬的應用

>>> HOLLANDAISE SAUCE

荷蘭醬為埃斯科菲耶所制定的母
醬之一，將蛋黃和油脂乳化後製
成的代表性醬汁。再增添不同的
材料，就能衍生出各種荷蘭醬。

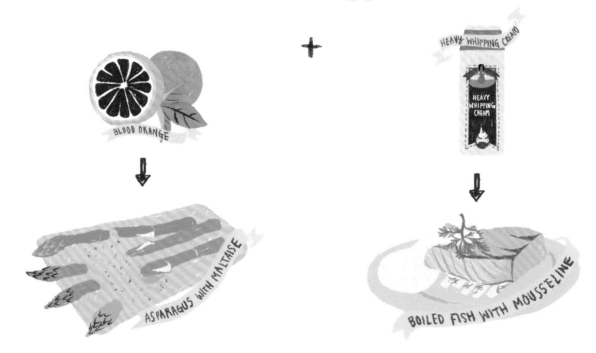

血橙荷蘭醬 Maltaise Sauce

以荷蘭醬為基底，再加入血橙做成血橙荷蘭醬。在荷蘭醬中加入
血橙汁，或是打碎的血橙果肉，有時也會加入果皮。血橙荷蘭醬
適合蔬菜料理，很常搭配蘆筍或花椰菜一起食用。

慕斯林醬 Mousseline Sauce

在荷蘭醬中，加上重乳脂鮮奶油和檸檬汁所製成。重乳脂鮮奶油
是使用從牛奶分離出的乳脂肪做成，乳脂肪含量大約四〇％以上；
如果沒有重乳脂鮮奶油，使用一般鮮奶油也無妨。慕斯林醬比荷
蘭醬的香味還濃郁，搭配水煮的魚類料理或蘆筍都非常適合。

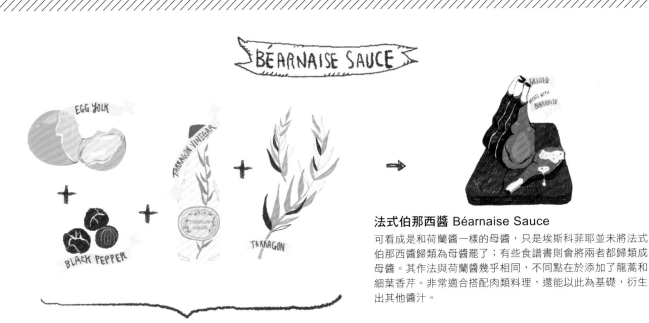

BÉARNAISE SAUCE

EGG YOLK

BLACK PEPPER

+

TARRAGON VINEGAR

+

TARRAGON

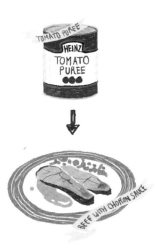

GRILLED MEATS WITH BEARNAISE

法式伯那西醬 Béarnaise Sauce

可看成是和荷蘭醬一樣的母醬，只是埃斯科菲耶並未將法式伯那西醬歸類為母醬罷了；有些食譜書則會將兩者都歸類成母醬。其作法與荷蘭醬幾乎相同，不同點在於添加了龍蒿和細葉香芹。非常適合搭配肉類料理，還能以此為基礎，衍生出其他醬汁。

+

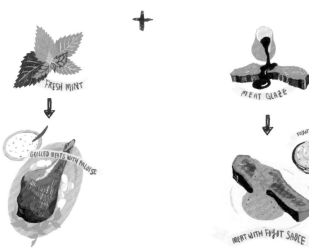

FRESH MINT

GRILLED MEATS WITH PALOISE

MEAT GLAZE

FOYOT SAUCE

MEAT WITH FOYOT SAUCE

TOMATO PUREE

HEINZ
TOMATO PUREE

BEEF WITH CHORON SAUCE

薄荷荷蘭醬 Paloise Sauce

法國傳統醬汁之一，也稱作薄荷醬。將法式伯那西醬中的龍蒿改為薄荷，或者熬煮薄荷來製作。醬汁有強烈薄荷香氣，能替燒烤的肉類料理增添獨特風味。

法式富瓦約醬
Foyot Sauce／Valois Sauce

在法式伯那西醬中，加入多蜜醬汁所製成。法式伯那西醬的柔滑與豐富滋味，加上多蜜醬汁的濃郁肉香，所結合而成的這款醬汁，很適合搭配烤肉或內臟料理。

修隆醬 Choron Sauce

在法式伯那西醬中，加入用紅酒炒過的番茄果泥所製成。醬汁帶有玫瑰色，可用水或檸檬汁來調整濃度。炒番茄果泥時所加入的紅酒，會根據搭配的料理而有不同。很適合搭配烤肉或家禽類料理。

必懂的胡椒常識

>>> KING OF SPICES PEPPER

　　胡椒是全世界目前最常用的香辛料之一，在印度首次被使用，六世紀左右傳入歐洲，有著了不起的成就。幾乎能加入所有料理中，使用量也非常大。胡椒傳入歐洲之前，歐洲人主要的調味料就只有鹽，對此覺得單調的歐洲貴族們，發現胡椒的迷人香氣與風味後，瞬間為之傾倒。胡椒能掩蓋不新鮮的肉味，在還沒有冷藏設備的過去，能如此具有魅力乃是理所當然。此外，由於胡椒太過高價，因此經常被當成貨幣，甚至還有人用來繳交稅金、罰金或結婚陪嫁金。

　　十四世紀末，曾任法國國王查理六世御廚的紀堯姆・提瑞（Guillaume Tirel），留下了料理著作《食譜全集》（Le Viandier），透過這本書可以了解當時的料理方式。特別讓人印象深刻的是，所有料理都毫無根據地加入大量的胡椒。雖然還不是有明顯醬汁概念的時期，但大致上來說，當時的醬汁都是酸且有強烈的胡椒風味。而在慶典等活動場合，胡椒的分量更會增加。由此可證，中世紀時期的料理方式，還無法說是慎重地嘗過味道再調味，距離講究味覺和食材融合還有一段差距。這種添加大量胡椒的料理，對於現代人來說，幾乎無法下

嚥，更遑論享受這樣的料理了。這種中世紀料理的特徵，幾乎可用「對胡椒有強烈需求」、「胡椒中毒」、「對胡椒瘋狂執著」等句子形容，是過度使用胡椒的一段時期。

　　在亞洲，以韓國為例，有關胡椒的相關紀錄，可以從李仁老的《破閑集》或《高麗史》中見到。「胡椒」這個名詞的由來，傳說是中國漢朝時期，由胡國的使臣透過張騫的絲綢之路帶至中國，因此將胡國的山椒加以簡稱，就成了現在的胡椒。在韓國高麗時代，胡椒也是非常珍貴的物品，如同歐洲人一樣，由於太過喜愛其味道，甚至到了拿金塊都不願意交換的地步；進入朝鮮時代後，胡椒更成了富貴榮華的象徵。

　　胡椒引發追求氣派與富貴的貪欲，同時，侵略與戰爭的帝國主義歷史也正發生著。無論東、西方，在那個時期胡椒誘惑著貴族們，培養了他們華麗而唯美的喜好，以胡椒製作出「看起來富裕」的食物。胡椒可說是當時獨一無二的香辛料。

　　那麼，胡椒的生產過程是怎樣呢？

　　當花從胡椒藤蔓上凋謝後，便會開始結出一串串綠色的果實，成熟後則變成紅色。長久以來，

人們認為黑胡椒和白胡椒為不同種類的種籽，其實顏色之所以不同，是因為製造過程中，稍微加以變化的緣故。在完全成熟之前，將綠色的果實摘下，經過多日的日晒，就會產生皺紋並變成黑色，這就是我們一般使用的黑胡椒。相反地，白胡椒是將紅色的果實摘下，泡入鹽水中，去除外皮後，用比黑胡椒短的時間快速乾燥，乾燥後再經過挑選而成。而綠胡椒則是未熟的綠色果實，在印度或泰國會將新鮮的胡椒整束販賣，有些會泡入鹽水或醋水中，或者放入罐頭或瓶子中加以流通。

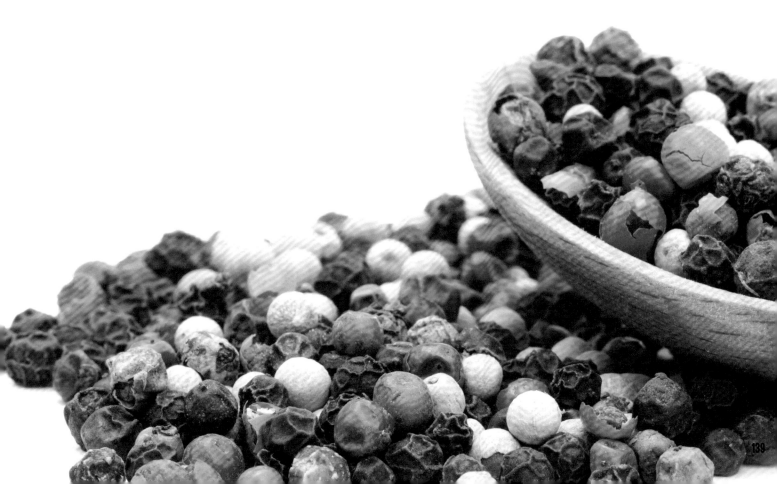

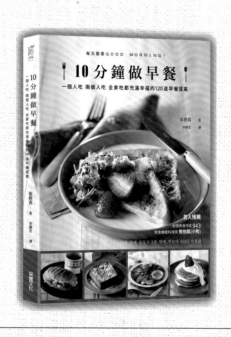

10 分鐘做早餐

一個人吃、兩人吃、全家吃都充滿幸福的 120
道早餐提案【暢銷修訂版】

天天吃一樣的早餐？這樣的人生多無趣！
「10 分鐘早餐」快速、美味、多變化！
收錄 120 道早餐料理，提供最多元的選擇。
一個人、兩個人、全家人，一起床，就開始幸福。

崔耕真—— 著

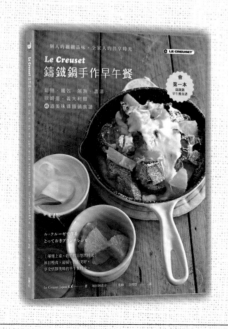

Le Creuset
鑄鐵鍋手作早午餐

鬆餅 · 麵包 · 鹹派 · 濃湯 · 歐姆蛋 ·
義大利麵，45 道美味鑄鐵鍋食譜

〔一個人的細細品味、全家人的溫暖共享〕
優雅上桌 · 我的假日悠閒時光
休日慢食，迎接一日的美好
享受恬靜美味的早午餐時光
人氣料理家的 45 道經典早午餐料理輕鬆學

Le Creuset Japon K.K —— 編著

坂田阿希子／食譜審訂

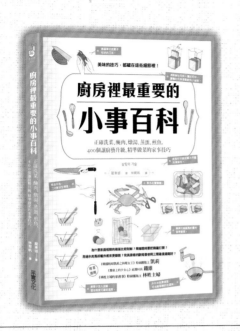

廚房裡最重要的小事百科

廚房裡的每一件小事，都可以做得更精準！

正確洗菜、醃肉、燉湯、蒸蛋、煎魚，
400 個讓廚藝升級、精準做菜的家事技巧

龍東姬—— 著

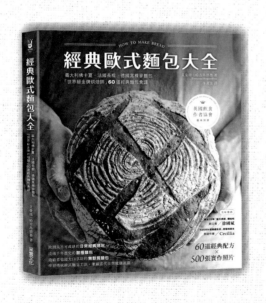

經典歐式麵包大全

60 道經典麵包配方 × 500 張精彩照片圖解

義大利佛卡夏・法國長棍・德國黑裸麥麵包，
「世界級金牌烘焙師」60 道經典麵包食譜

艾曼紐・哈吉昂德魯—— 著

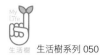

生活樹系列 050

餐桌上的 77 個料理常識（上）基本料理篇
詳解常用肉類部位、切法、溫度和調味時機，看懂食譜、各國食材、料理特色與潮流

조리상식 77

作　　　者	《la main》雜誌編輯部
譯　　　者	黃薇之
總　編　輯	何玉美
責 任 編 輯	曾曉玲
校　　　對	呂美雲
封 面 設 計	萬亞雰
內 文 排 版	許貴華

出 版 發 行	采實出版集團
行 銷 企 劃	黃文慧・陳詩婷・陳苑如
業 務 發 行	林詩富・張世明・吳淑華・何學文・林坤蓉
會 計 行 政	王雅蕙・李韶婉
法 律 顧 問	第一國際法律事務所　余淑杏律師
電 子 信 箱	acme@acmebook.com.tw
采實粉絲團	http://www.facebook.com/acmebook

I S B N	978-986-94767-9-9
定　　　價	380 元
初 版 一 刷	2017 年 8 月
劃 撥 帳 號	50148859
劃 撥 戶 名	采實文化事業股份有限公司
	104 台北市中山區建國北路二段 92 號 9 樓
	電話：(02)2518-5198
	傳真：(02)2518-2098

國家圖書館出版品預行編目資料

餐桌上的 77 個料理常識（上）基本料理篇 / la main 雜
誌編輯部作；黃薇之譯 . -- 初版 . -- 臺北市：采實文化，
2017.08
　面；　公分
ISBN 978-986-94767-9-9(平裝)

1. 烹飪 2. 食譜

427.8　　　　　　　　　　　　　　　106009806

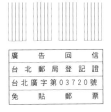

采實文化 采實文化事業有限公司
ACME PUBLISHING

104台北市中山區建國北路二段92號9樓

采實文化讀者服務部　收
讀者服務專線：02-2518-5198

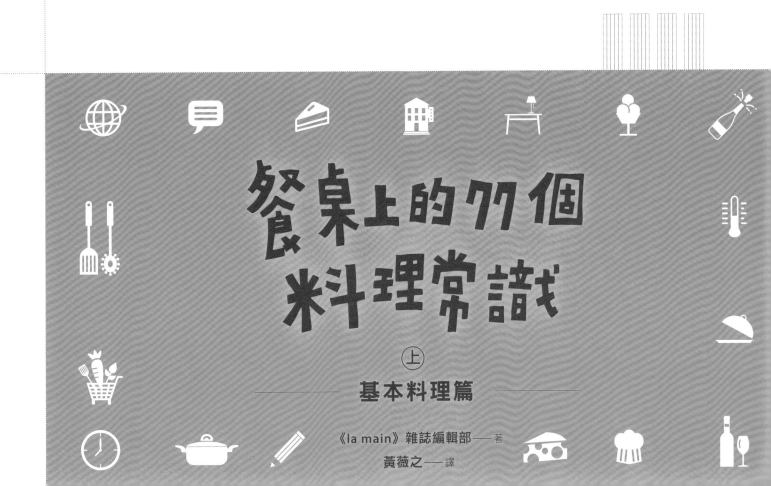

餐桌上的77個
料理常識

（上）

———— 基本料理篇 ————

《la main》雜誌編輯部——著

黃薇之——譯

餐桌上的77個料理常識（上）基本料理篇

詳解常用肉類部位、切法、溫度和調味時機，看懂食譜、各國食材、料理特色與潮流

讀者資料（本資料只供出版社內部建檔及寄送必要書訊使用）：

1. 姓名：

2. 性別：□男　□女

3. 出生年月日：民國　　　　年　　　　月　　　　日（年齡：　　　　歲）

4. 教育程度：□大學以上　□大學　□專科　□高中（職）　□國中　□國小以下（含國小）

5. 聯絡地址：

6. 聯絡電話：

7. 電子郵件信箱：

8. 是否願意收到出版物相關資料：□願意　□不願意

購書資訊：

1. 您在哪裡購買本書？□金石堂（含金石堂網路書店）　□誠品　□何嘉仁　□博客來

　　□墊腳石　□其他：＿＿＿＿＿＿＿＿＿＿＿＿＿＿＿＿＿（請寫書店名稱）

2. 購買本書日期是？＿＿＿＿＿年＿＿＿＿＿月＿＿＿＿＿日

3. 您從哪裡得到這本書的相關訊息？□報紙廣告　□雜誌　□電視　□廣播　□親朋好友告知

　　□逛書店看到　□別人送的　□網路上看到

4. 什麼原因讓你購買本書？□喜歡咖啡　□網路推薦　□被書名吸引才買的　□封面吸引人

　　□內容好，想買回去參考　□其他：＿＿＿＿＿＿＿＿＿＿＿＿＿＿＿＿（請寫原因）

5. 看過書以後，您覺得本書的內容：□很好　□普通　□差強人意　□應再加強　□不夠充實

　　□很差　□令人失望

6. 對這本書的整體包裝設計，您覺得：□都很好　□封面吸引人，但內頁編排有待加強

　　□封面不夠吸引人，內頁編排很棒　□封面和內頁編排都有待加強　□封面和內頁編排都很差

寫下您對本書及出版社的建議：

1. 您最喜歡本書的特點：□圖片精美　□實用簡單　□封面設計　□內容充實

2. 關於料理的訊息，您還想知道的有哪些？

＿＿

＿＿

3. 您對書中所傳達的步驟示範，有沒有不清楚的地方？

＿＿

＿＿

4. 未來，您還希望我們出版哪一方面的書籍？

＿＿

＿＿